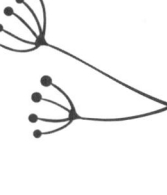
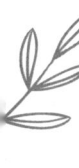

DIE NATÜRLICHE
HAUSAPOTHEKE

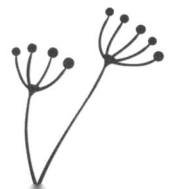
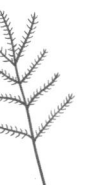

DIE NATÜRLICHE HAUSAPOTHEKE

Heilpflanzen und ihre Anwendung

Texte von Marie d'Hennezel
Fotografien von Claire Curt
Aus dem Französischen von Svenja Tengs

Anaconda

INHALT

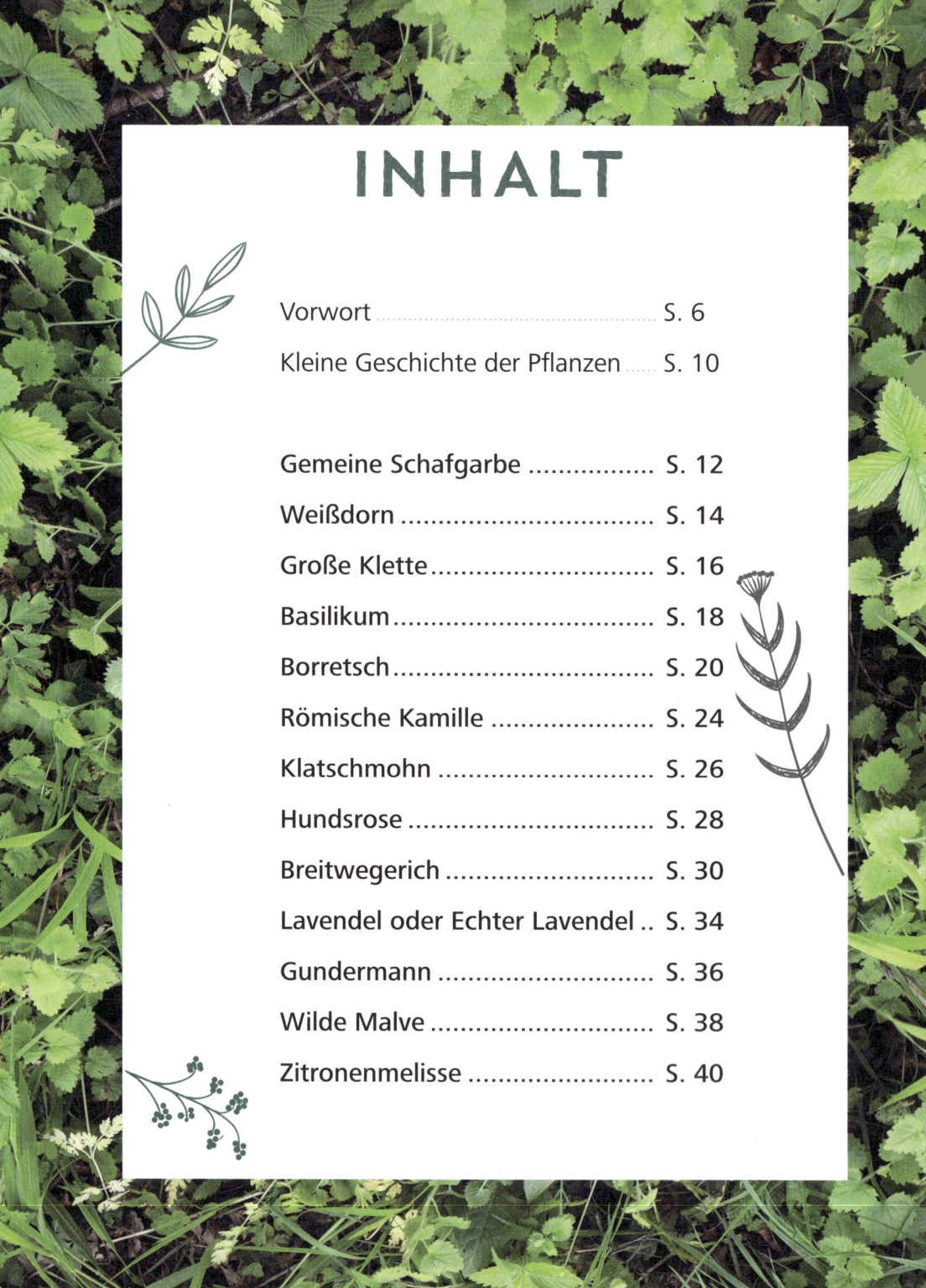

VORWORT

Stimmt es, dass Heilpflanzen heilen? Wenn es nicht so wäre, wie würde man dann den Umstand erklären, dass sich mehr als 80 % der Weltbevölkerung auch heute noch erfolgreich mit Heilpflanzen behandeln und dass die meisten unserer chemischen Medikamente auf der synthetischen Nachbildung pflanzlicher Wirkstoffe basieren?

Heilpflanzen sind deshalb so perfekt für uns, weil wir alle ihre Bestandteile problemlos aufnehmen können. Man muss nur wissen, welche Pflanze in welchem Fall anzuwenden ist, welche Dosierung man benötigt und wann wirklich ein Grund für die Anwendung besteht. Hierfür sollte man sich an Spezialisten wenden, sich aber auch selbst kennenlernen, nach den Ursachen der eigenen Beschwerden und ihren Folgen suchen und sich nicht nur für ihre Symptome interessieren.

Das Wunderbare an Heilpflanzen ist, dass sie auf die Ursache, das Symptom und die Folgen der unterschiedlichsten Beschwerden einwirken. Eine Pflanze kann auch mehrere Wirkungen entfalten und dient zudem zur Vorbeugung: Viele Krankheiten könnten vermieden werden, wenn wir uns mehr von Pflanzen ernähren würden, wie es zum Beispiel unsere Vorfahren in Form von regelmäßigen Diäten getan haben – etwas, das wir heute »Detoxkur« nennen würden.

Jede Pflanze hat ihre eigene Persönlichkeit. Auch wenn sie ähnliche Eigenschaften wie ihre Verwandten aufweist, wirkt sie anders. Eine Pflanze hat auf den Körper nicht dieselbe Wirkung wie synthetische Moleküle, die aufgrund ihrer spezifischen Struktur nur an bestimmten Rezeptorstellen andocken, denn »das Ganze ist mehr als die Summe seiner Teile« – wie schon Aristoteles schrieb. Jean-Marie Pelt betont, dass »neue und spezifische Eigenschaften aus Komplexität hervorgehen, sogar aus der Verbindung von Elementen, die in isoliertem Zustand inaktiv sind«[1].

Noch erstaunlicher ist die Tatsache, dass in jedem Land auf natürliche Weise Pflanzen wachsen, die an die gesundheitlichen Bedürfnisse der dort lebenden Bevölkerung angepasst sind. Die Heilwirkungen der europäischen Pflanzen passen zu den Krankheiten der Europäer, die afrikanischen Pflanzen zu den Krankheiten der Afrikaner usw. Allerdings sind bestimmte Heilpflanzen überall zu finden. Pierre Lieuthagi entwickelt in seinem Werk *L'Herbe qui renouvelle*[2] den Begriff der »therapeutischen Nische«: »In jeder Region wird mindestens eine Arzneipflanze, egal, ob vielseitig oder spezifisch anwendbar […], mit einer bestimmten Krankheit assoziiert, ebenso wie eine Tier- oder Pflanzenart mit einem bestimmten Biotop.«

Heilpflanzen wirken, doch muss klargestellt werden, dass die Pflanzen naturbelassen sein müssen, also frei von Rückständen von Pestiziden, Hormonen, chemischen Düngemitteln und Schwermetallen. Die Erde, in der sie gedeihen, muss gesund und das Wasser, mit dem sie gegossen werden, rein sein. Nur die als »biologisch« gekennzeichneten Produkte

---

1 *Les Langages secrets de la nature*, 1998.
2 *L'Herbe qui renouvelle. Un aspect de la médecine traditionnelle en Haute-Provence,* Pierre Lieuthagi, Éditions de la Maison des Sciences de l'Homme, 1986.

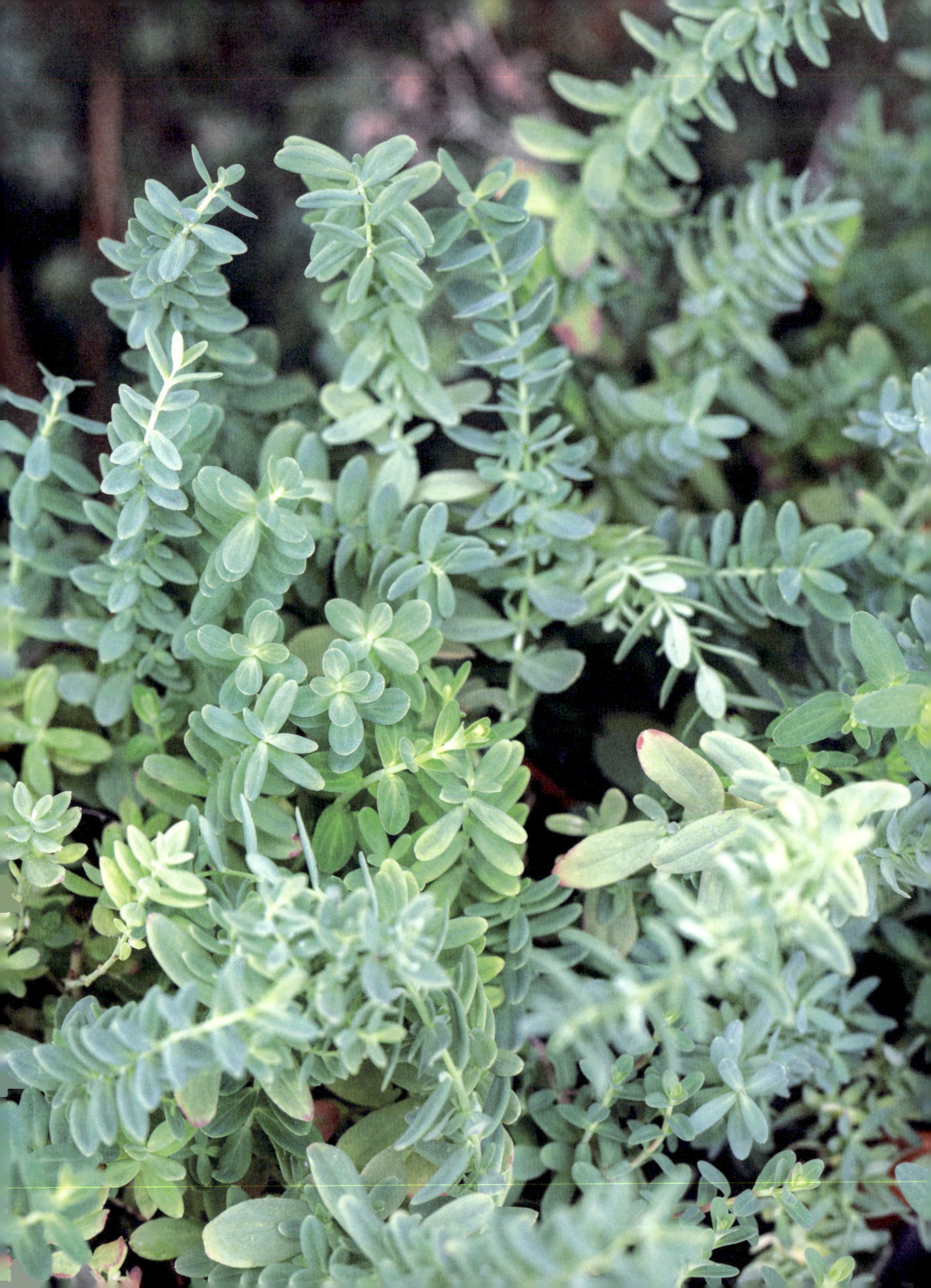

erfüllen diese Bedingungen einigermaßen. Während des gesamten Verfahrens – vom Einpflanzen in den Boden bis zur Herstellung des Endprodukts – ist auf die in der Pflanze enthaltenen Wirkstoffe zu achten, die nicht zerstört werden dürfen.

Wenn die Zeit der Ernte gekommen ist, muss man für jeden Pflanzenteil eine bestimmte Tageszeit einhalten. Denn der Saft der Pflanze unterliegt nicht nur dem Rhythmus der Jahreszeiten, sondern auch täglichen Schwankungen: Die oberirdischen Pflanzenteile stehen besonders morgens voller Saft, die Blüten nach einiger Zeit im Sonnenlicht und die unterirdischen Teile am Abend. Für die Ernte von Heilpflanzen wählt man immer sonnige Tage. Man sollte pro Tag nur so viele Pflanzenteile ernten, wie man sofort verarbeiten kann. Die Blätter schneidet man vor der Blüte und nach dem Morgentau, die Blüten mittags in der Blütezeit, die Wurzeln früh morgens oder spät abends. Dann ist der Wirkstoffgehalt am höchsten.[3]

Zum Trocknen sollten die Blüten immer lichtgeschützt auf einen Kräutertrockner gelegt werden, sorgfältig von Fremdkörpern, Blättern oder Wurzeln befreit, sodass sie nicht zusammengedrückt werden. Beim Trocknen ist ein behutsames Vorgehen erforderlich, damit die Pflanzen ihre Heileigenschaften nicht verlieren.[4]

Wenn Sie diese wenigen Regeln einhalten, bleiben die Farben, Gerüche, Aromen und Formen erhalten – der Beweis dafür, dass die in den Pflanzen enthaltenen Wirkstoffe unversehrt sind. Sie sollen solange intakt bleiben, bis sie angewandt werden.

Welche Darreichungsform ist am besten geeignet, um von den heilenden Eigenschaften der Pflanzen zu profitieren?

Ich bevorzuge Kräutertee. Früher sammelten die meisten Familien auf dem Land die Heilpflanzen selbst und nahmen sie als Kräutertee ein. So erzählt es auch Alain Renaux[5]: »Im Wesentlichen basierte die Pflanzenheilkunde auf Kräutertees, die über mehrere Tage getrunken wurden […]. Durch das Wasser, das mit den Heileigenschaften der Pflanze angereichert war, konnten die Verunreinigungen aus dem Körper gespült werden […]. Das Wort ›Reinigung‹ taucht oft in der Sprache von älteren Menschen auf, und die Erinnerung an die Krankheiten ihrer Kindheit scheint definitiv mit Kräutertees verbunden zu sein […]. Viele Pflanzen wurden abgekocht zubereitet, aus Angst vor Keimen, und um alle heilenden Eigenschaften der Pflanze ›auszukochen‹, wie man sagt […].«

Dem Arzt und Pflanzenheilkundler Dr. Alain Carillon[6] zufolge »ist Kräutertee viel mehr als heißes Wasser, denn er enthält alle wasserlöslichen Wirkstoffe der Pflanze […]. Die flüssige Form bietet eine optimale Bioverfügbarkeit für den Körper, sowohl in Bezug auf die aufgenommene Menge als auch die Geschwindigkeit.«

Aber egal, nach welcher Darreichungsform man die Heilpflanzen konsumiert – sei es als Kräutertee, ätherisches Öl, Hydrolat, Urtinktur, Sirup oder Extrakt in Form von Tabletten oder Granulat – wichtig ist, dass man ihr vertraut und sie achtsam anwendet.

---

3   Siehe weitere Erklärungen auf S.#70.
4   Ebenda.
5   *Le Savoir en herbe. Autrefois, la plante et l'enfant*, Les Presses du Languedoc, 1998.
6   Vorwort des Buchs *Tisanes. Guide pratique pour toute la famille*, Dr. Claire Laurant-Berthoud, Éditions Jouvence, 2010.

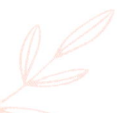

KLEINE GESCHICHTE DER PFLANZEN

Wenn der Hund der älteste Freund des Menschen ist, ist die Heilpflanze seine älteste Freundin. Wir wissen heute, dass schon der frühste Homo sapiens über eine Apotheke verfügte. Loïc Girre beschreibt dies in einem seiner Bücher[1]: »Mit dem Erscheinen des Homo sapiens vor 35.000 Jahren (Cro-Magnon-Mensch) begannen die ersten Hexenmeister, mithilfe von Pflanzen die ›Dämonen‹ zu vertreiben, die für Krankheiten verantwortlich gemacht wurden.«

ZUM ANBEGINN DER ZEIT

In China verwendet man Heilpflanzen seit über 3000 Jahren, insbesondere Ginkgo, ein wahres »lebendes Fossil«, das reich an Flavonoiden ist.

In Indien kommt Pflanzenheilkunde im Ayurveda vor, das auf das 2. Jahrtausend v. Chr. zurückgeht.

In Ägypten enthüllte der Architekt und königliche Leibarzt Imhotep in der Zeit der Dynastie um 2700 v. Chr. auf einer Papyrusrolle das Geheimnis, wie pflanzenbasierte Kräutertees, Pillen, Verbände, Breiumschläge, Zäpfchen und Einläufe hergestellt werden.

Im Griechenland des 5. Jahrhunderts v. Chr. bediente sich Hippokrates, der »Vater der Medizin«, häufig aus einer sehr großen Auswahl an Pflanzen.

In Alexandria tat sich Theophrastos als der beste Botaniker seiner Zeit hervor. Er studierte Pflanzenphysiologie und führte die binäre Nomenklatur ein.

DIE RÖMISCHE ANTIKE

Im Jahr 40 n. Chr. verfasste Dioskurides, der griechische Arzt der römischen Armeen von Nero, das fünfbändige Werk *De materia medica*. Bis ins 16. Jahrhundert galt es als eines der meistgelesenen Bücher und diente bis in die 1970er-Jahre als Referenzwerk. Etwa zur gleichen Zeit begann Celsus mit seiner Arbeit an *De medicina*.

Im 4. Jahrhundert schrieb der galloromanische Arzt Marcellus Empiricus aus Bordeaux über seine Kenntnisse des gallischen Erbes und die Fähigkeit der Druiden, Krankheiten mit Kräutern zu heilen.

DER EINFLUSS DES ISLAMS

Nach dem Untergang des Römischen Reiches verlagerte sich das Streben nach Wissen an andere Orte, zunächst ins persische Herrschaftsgebiet der Sassaniden.

Ende des 10. Jahrhunderts konzentrierte sich Avicenna im östlichen Persien darauf, die Behandlungsmethoden mit Blüten weiterzuentwickeln, und erteilte Ratschläge zu deren Ernte, Trocknung und Konservierung.

EUROPÄISCHES MITTELALTER

Unter der Herrschaft von Karl dem Großen bauten Mönche Heilpflanzen an und wurden mit der Erstellung von Katalogen betraut, die ein Pflanzenverzeichnis mit den jeweiligen Heileigenschaften enthielten und im *Capitulare de villis* gesammelt wurden.

In Deutschland schrieb Hildegard von Bingen, eine visionäre Geistliche und Ökologin, in ihrem mehrbändigen Werk *Phy-*

---

1 *Loïc Girre, Traditions et propriétés des plantes médicinales,* Privat, 1997 (ein unverzichtbares Werk, eine wahre Fundgrube an Wissen, eine meiner Referenzen).

sica über ihre medizinischen Forschungen und Kenntnisse als Kräuterkundige.

Die Schule von Salerno erlangte zwischen 1231 und 1280 große Berühmtheit.

Jede Akademie trug dazu bei, das überlieferte Wissen zu erhalten, das Studium der Heilpflanzen weiterzuentwickeln und die amtlichen Arzneibücher zu verbessern.

UNTER DER SCHIRMHERRSCHAFT DER FRANZÖSISCHEN KÖNIGE

Henri IV. beschloss 1593, in Montpellier einen königlichen Garten für den Anbau von Heilpflanzen anzulegen, der zu einem Studienort für Botanik wurde.

Im Europa des 17. Jahrhunderts verbreiteten die Franziskaner in ihren Büchern das Wissen der amerikanischen Ureinwohner, das im *Codex badianus* der Inka mit einer Auflistung von 251 Pflanzen festgehalten ist.

Außerdem trank man am Hof Ludwigs XIV. Kräutertränke, sogenannte »Wässer«, wie das Melissenwasser der Karmeliter.

Doch erst im Lauf des 18. Jahrhunderts entwickelte sich die Botanik zu einer eigenständigen Wissenschaft. Im Jahr 1735 übernahm der schwedische Arzt Carl von Linné in seinem *Systema Naturæ* die binäre Nomenklatur, bestehend aus dem Namen der Gattung und dem der Art, deren Grundstein Theophrastos etwa 2200 Jahre zuvor gelegt hatte.

DIE ÄRA DES WISSENSCHAFT-LICHEN FORTSCHRITTS

Ab dem Beginn des 19. Jahrhunderts entdeckten Chemiker die in den Pflanzen enthaltenen Wirkstoffe und bestätigten damit, was schon Paracelsus vermutet hatte.

Es war das Jahrhundert von Bichat, Corvisart, Trousseau, Dieulafoy, Potain, Charcot, Mendelejew und seinem Periodensystem der chemischen Elemente, Claude Bernard, dem Begründer der Experimentalphysiologie, Pasteur und seiner Arbeit an mikrobiellen Kulturen und Impfstoffen.

Darüber hinaus blieb zwar die traditionelle Form von Kräutertees erhalten, aber es wurden immer mehr Pulver, Tinkturen, homöopathische Urtinkturen, Glycerinmazerate (Kaltwasserauszüge mit Glycerin), flüssige oder trockene Extrakte sowie ätherische Öle hergestellt.

HEUTE

Die medizinische Forschung geht weiter und beschäftigt sich mit bisher vernachlässigten Bereichen, insbesondere der Definition der einzelnen Pflanzenmoleküle, die von therapeutischem Interesse sind.

Wie man sieht, haben die Zivilisationen auf allen fünf Kontinenten Pflanzen nicht nur zu Nahrungszwecken domestiziert und angebaut, sondern auch, um ihre Heilwirkungen zu nutzen und zu erforschen.

Bedenkt man ihre sanfte Wirkung und das Ausbleiben von Nebenwirkungen, scheint die Kräutermedizin die perfekte Antwort auf die Krankheiten und Beschwerden unserer modernen Lebensweise und Gesellschaft zu sein.

Wie Loïc Girre schreibt: »Die zu bewältigende Arbeit ist enorm. […] Schätzungen zufolge gibt es 800.000 Arten von Landpflanzen. 250.000 wurden erfasst und verzeichnet, 80.000 waren Gegenstand einer chemischen oder pharmakologischen Forschung und 2000 wurden in einer seriösen, modernen wissenschaftlichen Untersuchung erforscht.«[1]

---

1 Loïc Girre, ebenda.

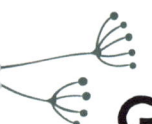

GEMEINE SCHAFGARBE

Achillea millefolium L.

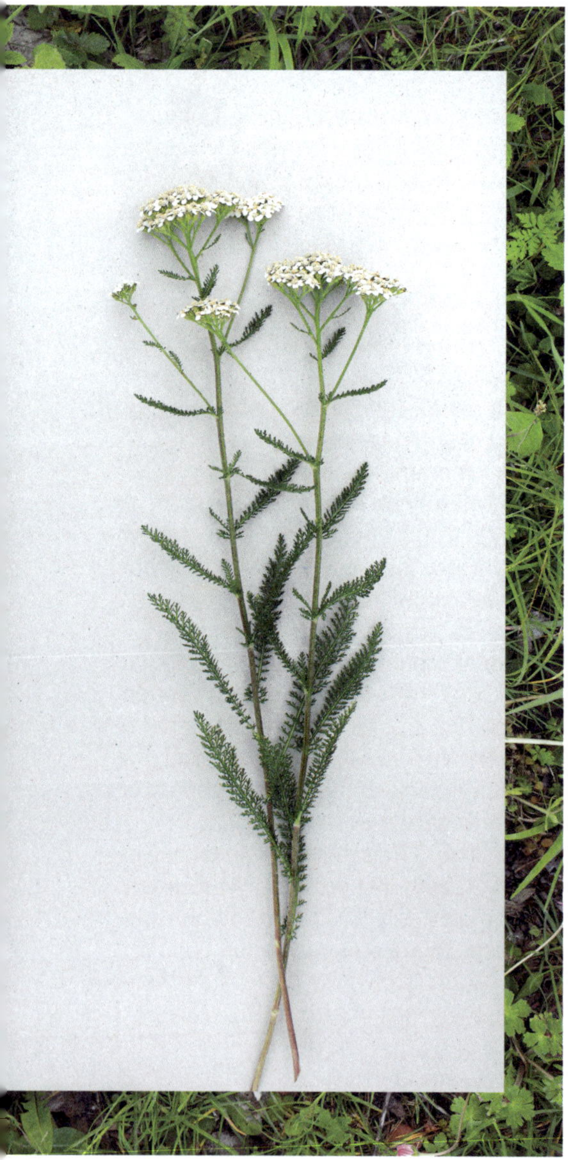

BOTANIK

Die Schafgarbe ist eine ausdauernde, kräftige Pflanze, die 60 bis 80 cm hoch und mehrere Jahre alt wird. Der Artname *millefolium* (dt. »Tausendblatt«) geht auf die Form der fein zerteilten, scheinbar unzähligen Blätter zurück. Schafgarbe blüht im Frühjahr und trägt sogenannte Blütenkörbe mit weißen Blüten und gelbem oder rosafarbenem Zentrum.

ANWENDUNGEN

Schafgarbe kann man auf viele unterschiedliche Weisen anwenden.

Die getrockneten Blüten, dienen in Kräutertee zur Linderung von Regel- und Wechseljahrsbeschwerden sowie Erkältungs- und Grippesymptomen. Sie wirken verdauungsfördernd bei Magenbeschwerden und appetitanregend bei Appetitlosigkeit.

Äußerlich angewandt eignen sich die abgekochten und getrockneten Blüten zur Wundreinigung. Als Kompresse werden sie bei Hämorrhoiden verwendet. Zudem stoppen sie Blutungen aus verschiedenen Körperöffnungen (Nase, Wunden etc.).

Der durch Druck extrahierte, **frische Saft** hat eine hohe wundheilende Wirkung.

Als ätherisches Öl werden die **Blütenstände** in der Aromatherapie als entzündungshemmendes, wundheilendes und

Weitere Namen: Achilleskraut, Blutstillkraut, Gänsezungen, Grützblume, Kachel, Zangeblume

Familie: Korbblütler (Asteraceae)
Herkunft: Schafgarbe wächst wild in allen gemäßigten Regionen der Welt.

krampflösendes Mittel angewandt. Sie kommen auch bei Leber-und Verdauungsschwäche, schmerzhafter oder schwacher Menstruation sowie bei Prostataentzündung zum Einsatz.

ZUBEREITUNGEN

Je nach verwendetem Pflanzenteil kann Schafgarbe als Aufguss (Kräutertee oder Abkochung), Urtinktur oder ätherisches Öl zubereitet werden.

Bereiten Sie zur **äußerlichen Anwendung** eine Abkochung aus Blüten zu. Bringen Sie einen halben Liter Wasser zum Kochen, fügen Sie drei gehäufte Teelöffel Blüten hinzu, lassen Sie sie 6 Minuten kochen und anschließend bei ausgeschalteter Hitze und abgedecktem Topf weitere 6 Minuten ziehen. Seihen Sie die Abkochung ab und lassen Sie sie abkühlen.

Als **Kräutertee** können Sie eine **leichte Abkochung** zubereiten: Folgen Sie dem obigen Rezept, aber reduzieren Sie die Mengen auf 3 Teelöffel pro 1 Liter Wasser und die Kochdauer auf jeweils 3 Minuten.

Das ätherische Öl gewinnt man nach einer vollständig durchgeführten Wasserdampfdestillation. Sie sollten es nur auf Anweisung Ihres Arztes oder Aromatherapeuten anwenden.

Einfaches Rezept

Bei ausbleibender Menstruation bereiten Sie eine Abkochung mit Schafgarbe, Blättern der roten Weinrebe und Kamille zu. Geben Sie einen Teelöffel jeder Pflanze in 1 Liter kochendes Wasser, lassen Sie die Abkochung erst abgedeckt 3 Minuten köcheln und anschließend bei ausgeschalteter Hitze weitere 3 Minuten ziehen. Seihen Sie sie in eine Thermoskanne ab und trinken Sie den Kräutertee über den Tag verteilt. Machen Sie eine Kur von zweimal neun Tagen, mit einer Pause von drei Tagen.

Giftigkeit und Vorsichtsmaßnahmen

Übermäßige Dosen dieser Produkte sind weder mit gerinnungshemmenden noch blutdrucksenkenden oder -steigernden Mitteln vereinbar. Die Pflanze eignet sich weder in der Schwangerschaft noch in der Stillzeit.

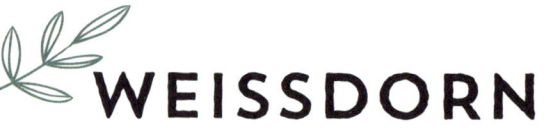

WEISSDORN

Crataegus oxyacantha L., C. monogyna Jacq.

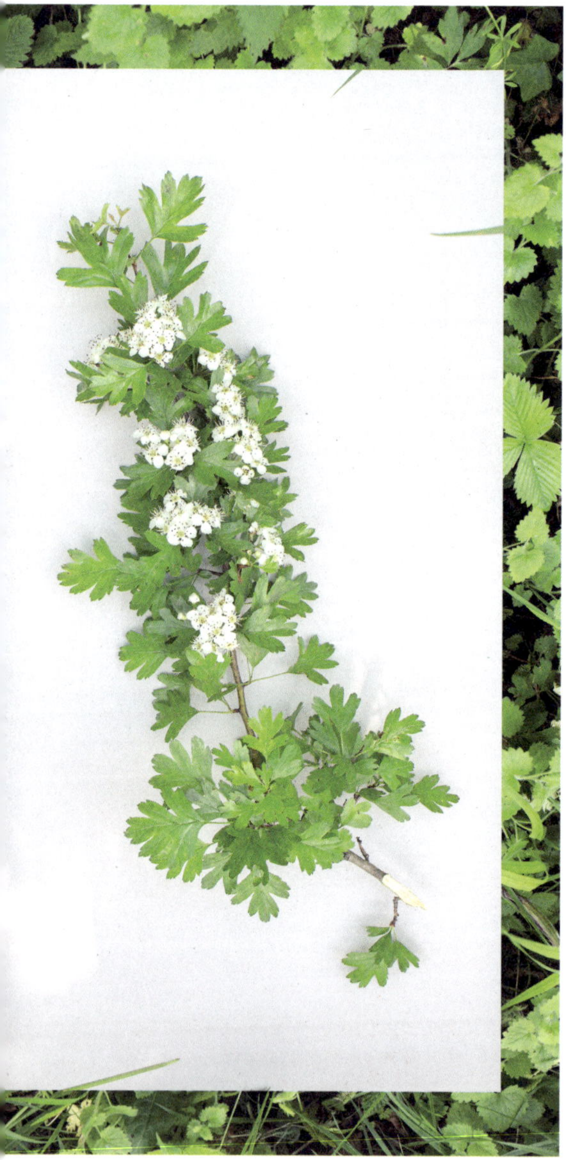

BOTANIK

Der Weißdorn ist ein 2 bis 4 m hoher Strauch, dessen Rinde im ausgewachsenen Zustand braun ist. Die laubabwerfende Pflanze hat grüne Blätter mit sehr tief gebuchteten, ungezähnten Lappen. Ihre weißen Blüten stehen in Doldentrauben.

ANWENDUNGEN

Früher nutzte man **die Rinde der jungen Zweige und die Früchte** des Weißdorns aufgrund ihrer fiebersenkenden und adstringierenden Wirkung. Heute werden die **getrockneten Blütenstände** häufig in Kräutertees und die frischen in Urtinkturen verwendet, da sie eine herz- und kreislauffördernde Wirkung haben.

Weißdorn ist ein ausgezeichnetes Beruhigungsmittel. Er wirkt blutdrucksenkend, stärkt die Herz-Kreislauf-Funktion, wirkt gefäßerweiternd und hat eine krampflösende, fiebersenkende, herzstärkende und antioxidative Wirkung. Er entspannt und erweitert die Koronararterien, erhöht den Blutfluss zum Herzen und reduziert die Symptome der Angina pectoris. Er hilft, das Risiko einer Verkalkung der Blutgefäße zu verringern, und reguliert den Herzrhythmus. Zudem steuert er den Blutdruck, senkt ihn bei Bluthochdruck oder erhöht ihn bei niedrigem Blutdruck.

Durch seine sedative Wirkung hilft Weißdorn bei Schlaflosigkeit und mindert Angstzustände von Kindern und Erwachsenen.

Weitere Namen: Hagedorn, Heckendorn, Weißheckdorn, Christdorn, Hagapfel, Zaundorn

Familie: Rosengewächse (Rosaceae)

Herkunft: Der Weißdorn ist in Europa heimisch, kommt aber heute in allen gemäßigten Regionen der nördlichen Hemisphäre vor.

ZUBEREITUNGEN

Weißdorn wird auf unterschiedliche Weise zubereitet: als Kräutertee, Urtinktur sowie in Kapseln und Tabletten. Die letzten drei Arzneimittel sind in Apotheken erhältlich. Allerdings bleiben die pflanzlichen Wirkstoffe besser in abgekochtem Kräutertee und Tinkturen als in Kapseln und Tabletten erhalten.

Für die Zubereitung des Kräutertees machen Sie eine leichte Abkochung mit 3 Teelöffeln getrockneten Blüten pro 1 Liter Wasser und lassen die Mischung 3 Minuten lang kochen. Lassen Sie den Kräutertee anschließend genauso lang bei ausgeschalteter Hitze und abgedecktem Topf ziehen. Seihen Sie den Kräutertee in eine Thermoskanne ab und trinken Sie ihn über den Tag verteilt.

Damit Weißdorn seine Wirkung bei Herzproblemen entfaltet, ist er über längere Zeit, in einer mindestens sechswöchigen Kur, als Kräutertee einzunehmen. Den berauschenden Duft, den die Pflanze zur Blütezeit verströmt, schmeckt man in diesem milden Kräutertee heraus.

Einfaches Rezept

Für Menschen, die unter Herzklopfen und leichtem Bluthochdruck leiden, schlägt Dr. Claire Laurant-Berthoud die folgende Kombination vor: Bereiten Sie den Kräutertee nach dem obigen Rezept zu, geben Sie aber jeweils 1 Teelöffel Weißdorn, Linde und Schachtelhalm hinzu. Trinken Sie über 18 Tage hinweg 1 Liter pro Tag von diesem Präparat und legen Sie nach den ersten neun Tagen eine dreitägige Pause ein. Die Beschwerden sollten schnell nachlassen und am Ende der Kur ganz verschwinden.

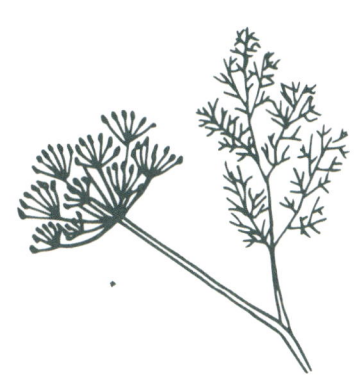

Giftigkeit und Vorsichtsmaßnahmen

Bisher ist keine Giftigkeit bekannt. Bei Herzproblemen und Herzbehandlungen ist es jedoch ratsam, einen Arzt aufzusuchen.

GROSSE KLETTE

Arctium lappa L.

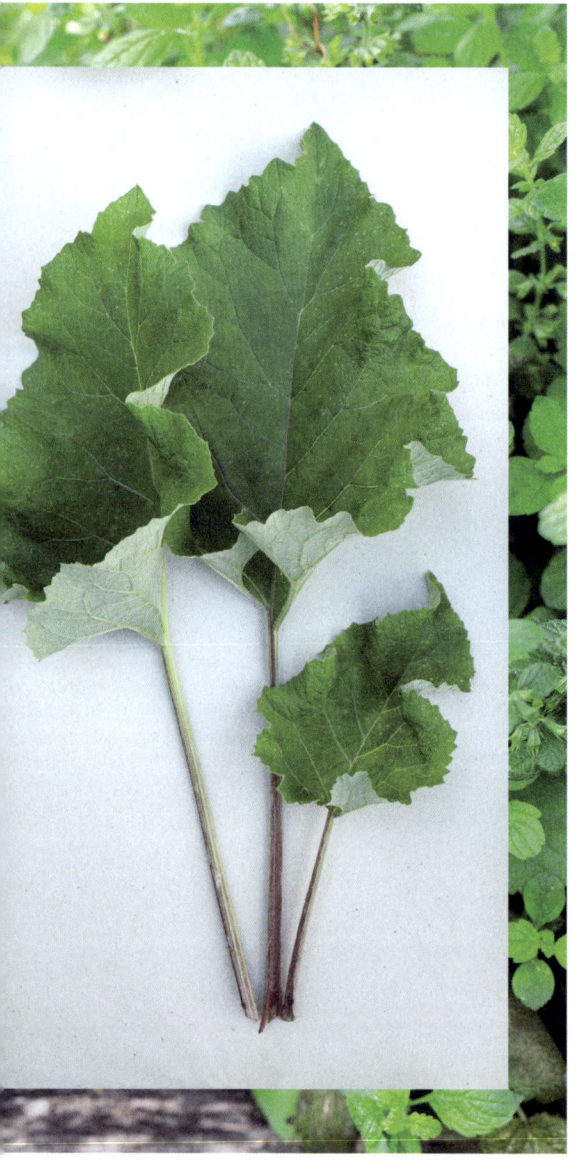

BOTANIK

Die 50 cm bis 2 m hohe Klette ist eine große zweijährige Pflanze mit fleischiger Pfahlwurzel und kräftigem Stiel. Sie hat einfache, sehr große Blätter, die auf der Oberseite grün, auf der Unterseite gräulich-samtig sind. Bei den rosa-violetten, in Gruppen angeordneten und gestielten Blüten handelt es sich um kugelförmige Körbe, die mit grünen Tragblättern mit hakenförmiger Spitze bedeckt sind. Die kleinen, braunen Achänen besitzen einen Pappus.

ANWENDUNGEN

Die Wurzeln und Blätter von Kletten werden vorzugsweise frisch angewandt. Getrocknet sind sie ebenfalls verwendbar, enthalten jedoch weniger Wirkstoffe, weshalb man die empfohlenen Mengen um die Hälfte erhöhen sollte. Auch die Früchte kommen manchmal zur Linderung von Beschwerden oder als kulinarische Zutaten zum Einsatz.

Die **frischen, zerriebenen Blätter** werden vor allem zur äußerlichen Anwendung als Breiumschläge, Lotionen und Wickel angewandt. Die **frische Wurzel** trinkt man hingegen als Kräutertee. Da es sich um eine zweijährige Pflanze handelt, erntet man die Pflanzenteile am besten im zweiten Jahr.

Traditionell haben Kräuterkundige die Klette angewandt, um den Körper zu reinigen und Krankheiten vorzubeugen. Diese Wirkung geht im Allgemeinen auf die

Weitere Namen: Butzenklette, Klette, Bardane
Familie: Korbblütler (Asteraceae)

Herkunft: Die Klette ist in allen gemäßigten Regionen der Welt verbreitet.

harn- und schweißtreibenden, entschlackenden, antiseptischen und antitumoralen Eigenschaften zurück, die in der Wurzel (und teils in der Frucht) zu finden sind.

Die Klette kann unzählige Beschwerden lindern: Rheuma, Arthritis, Furunkel, Akne, Eiterflechte, Nagelgeschwür, Hautausschläge, Ekzeme, Atemwegserkrankungen, Blasenentzündung, Blasensteine, Leberschwäche, Haarausfall etc.

An Frauen im Alter von 39 bis 65 Jahren wurde eine Emulsion mit Klettenfruchtextrakt getestet. Nach einer vierwöchigen Anwendung zeigte die Studie eine Minderung der Gesichtsfalten, insbesondere der Krähenfüße, sowie eine verbesserte Gesundheit der Haut.

ZUBEREITUNGEN

Die Klettenwurzel wird bei Hautproblemen, Rheuma, Arthritis, Atemwegserkrankungen und Harnwegsinfektionen sowie zur Anregung der Gallenfunktion als Kräutertee getrunken: Schneiden Sie eine frische, gut gereinigte Wurzel in kleine Stücke, geben Sie eine Handvoll dieser Stücke in 1 Liter kochendes Wasser, lassen Sie es 6 Minuten kochen und trinken Sie täglich 2 bis 3 Tassen von diesem Kräutertee. Ergänzend können Sie dieses Präparat auf der Haut anwenden, indem Sie die betroffenen Stellen damit waschen.

Um einen Breiumschlag herzustellen, kochen Sie frische Blätter 5 Minuten lang in Salzwasser, lassen sie anschließend abkühlen und legen sie dann auf Prellungen und Quetschungen.

Für die Lotion gegen Haarausfall bereiten Sie eine Abkochung zu: Geben Sie 15 g gehackte, frische Blätter und Wurzeln in 1 Liter Wasser, mischen Sie sie mit der gleichen Menge Bio-Weinessig und reiben Sie die Kopfhaut morgens und abends kräftig mit diesem Absud ein.

Einfaches Rezept

Zur inneren oder äußeren Anwendung wirkt die Klettenwurzel besonders gut, um Akne bei Jugendlichen zu lindern.

Giftigkeit und Vorsichtsmaßnahmen

Es ist keine Giftigkeit bekannt, doch die Klette wird generell nicht für Kinder unter 5 Jahren empfohlen.

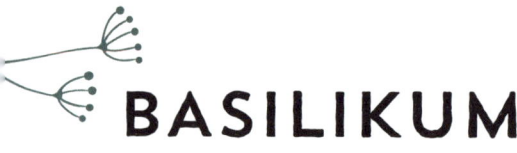

BASILIKUM

Ocimum basilicum L.

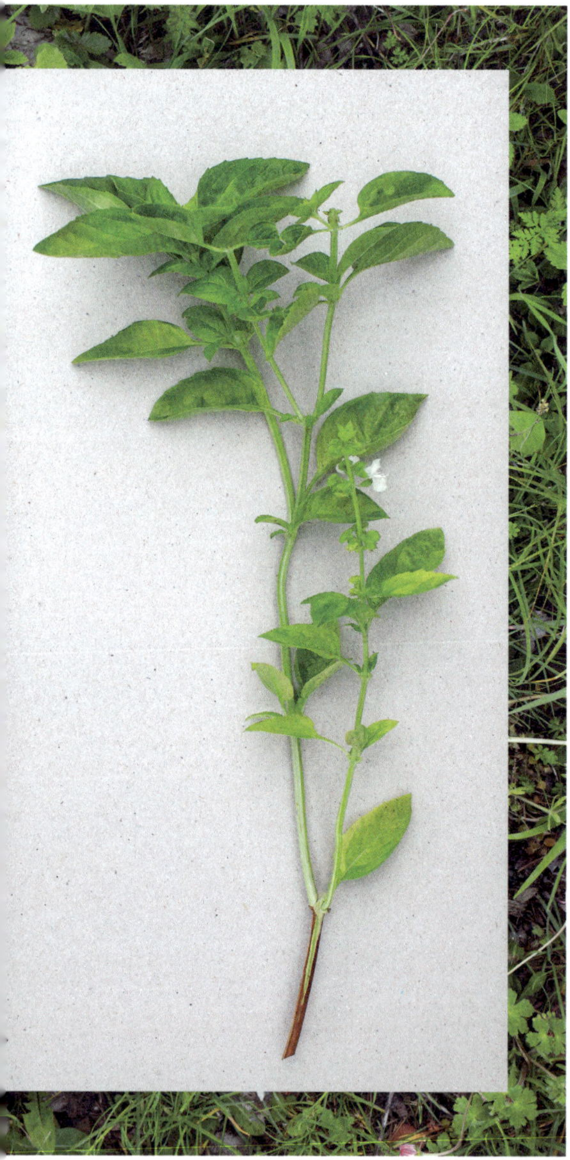

BOTANIK

Basilikum ist eine buschige, verzweigte einjährige Pflanze, die 15 bis 60 cm hoch wird. Die ovalen, unbehaarten Blätter sind von einem kräftigen Grün und die kleinen, weißen, zweilappigen Blüten stehen in Form von schmalen, endständigen Ähren.

ANWENDUNGEN

Basilikum ist ein sehr beliebtes Kraut und sein Duft erinnert an eine Mischung aus Muskatnuss, Zimt, Vanille, Nelke und Harz. Sein feiner Geschmack ist leicht pfeffrig und hinterlässt einen starken Nachgeschmack. Frisches, gehacktes Basilikum wird in Salaten, Brühen, Gemüsesuppen und natürlich in Nudelgerichten und Tomatensaucen verwendet.

Medizinisch werden **die Blätter** und **Blütenstände** des Basilikums für Kräutertees, Urtinkturen und ätherisches Öl genutzt.

Basilikumpräparate wirken vor allem auf das Nervensystem und den Verdauungstrakt. Sie besitzen antibakterielle und antioxidative Eigenschaften. Äußerlich fördert Basilikum als Zusatz zu Heilsalben die Wundheilung.

Es lindert Blähungen. Dank seiner krampflösenden Wirkung hilft es bei Koliken, Magenschmerzen und -verstimmung.

Aufgrund seiner sedativen Wirkung gilt Basilikum auch als angstlösendes Mittel,

Weitere Namen: Königskraut, Basilie, Basilienkraut, Balsam, Bienenweide, Pfefferkraut, Suppenbasil
Familie: Lippenblütler (Lamiaceae)
Herkunft: In der brahmanischen Religion wird Basilikum, das ursprünglich aus Indien stammt, eine göttliche Essenz zugeschrieben. Seit Beginn der historischen Zeitrechnung wird es im Mittelmeerraum angebaut. In Frankreich verbindet man es mit der Heiligen Anna, der Schutzpatronin der Gemüseanbauer.

das bei Gereiztheit, Depressionen und Schlafstörungen hilft.

Die Blätter sind ein Mittel gegen Mücken und Würmer.

ZUBEREITUNGEN

Als Kräutertee bereiten Sie anstelle eines Aufgusses eine leichte Abkochung zu: Lassen Sie das Wasser 3 Minuten lang sieden, geben Sie die Pflanze hinzu und kochen sie 3 Minuten lang. Lassen Sie dann den Absud weitere 3 Minuten bei ausgeschalteter Hitze und abgedecktem Topf ziehen. Seihen Sie den Kräutertee in eine Thermoskanne ab und trinken Sie ihn über den Tag verteilt.

Die frischen Blütenstände werden in einer Mischung aus Wasser und Alkohol eingelegt (Urtinktur) und zur Herstellung von **Heilsalben** verwendet.

Ätherisches Basilikumöl gewinnt man durch die Destillation der ganzen Pflanze (ohne die Wurzel). Wenn man es einatmet, erfrischt es den Geist und stimuliert den Geruchssinn. Als Massageöl entspannt es verkrampfte Muskeln und wirkt als Nerventonikum.

Einfaches Rezept

Trinken Sie bei Depressionen täglich 1 Liter einer leichten Abkochung aus getrockneten Basilikumblättern. Die Symptome sollten nach 3 Wochen dieser Anwendung abklingen.

Giftigkeit und Vorsichtsmaßnahmen

Es ist keine Giftigkeit bekannt, doch aufgrund seines hohen Estragolgehalts wird Basilikum nicht zur Anwendung bei Säuglingen und Kleinkindern empfohlen. Ätherisches Basilikumöl sollte nicht eingenommen werden.

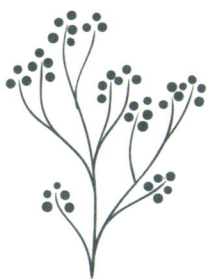

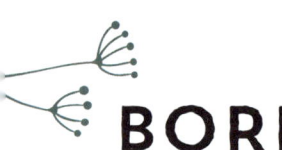

BORRETSCH

Borago officinalis L.

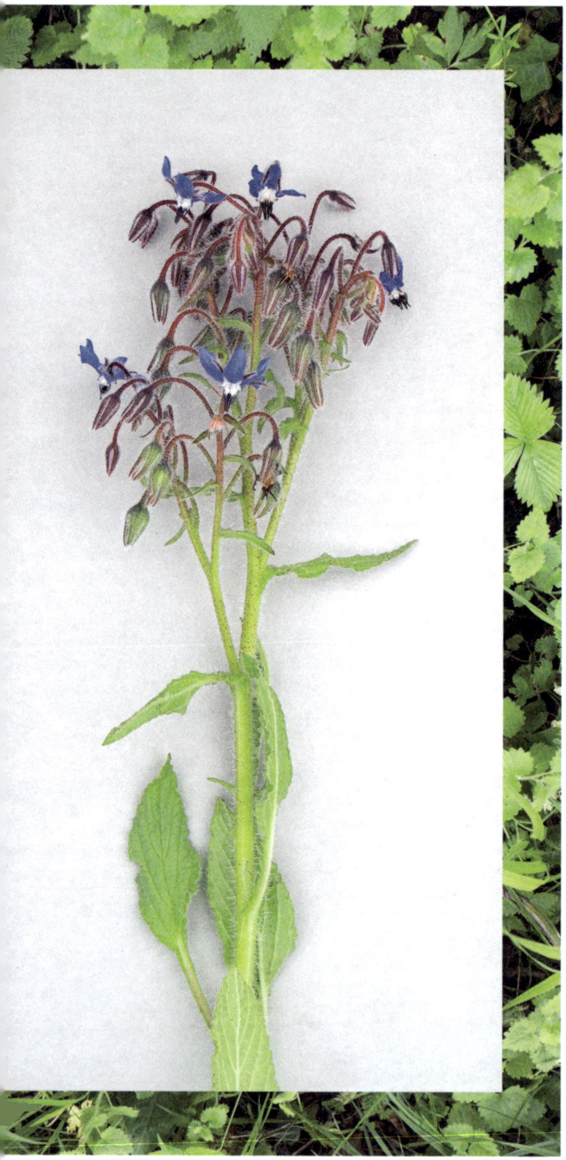

BOTANIK

Borretsch ist eine einjährige Pflanze, die zwischen 30 und 80 cm hoch wird. Der Stängel ist hohl und behaart. Die breiten, wechselständigen Blätter sind auf der Oberfläche lang und borstig behaart, was typisch für die Familie der Raublattgewächse ist. Von Mitte Juli bis Mitte September bringt die Pflanze zahlreiche kleine, sternförmige Blüten hervor, die erst lila, dann himmelblau und schließlich rosa sind. Sie sind essbar und sollten von dem behaarten Kelch mit fünf Kelchblättern und dem vier Achänen ausbildenden Fruchtknoten in der Mitte der Blüte getrennt werden. Die selbststerilen Blüten müssen von Insekten bestäubt werden.

ANWENDUNGEN

Traditionell sind die Blüten für ihre fiebersenkende, harn- und schweißtreibende Wirkung bekannt. Sie werden auch zur Linderung von Atemwegsbeschwerden und Hautreizungen eingesetzt.

Die Blüten kommen in Süßwaren, in Sirup oder als Garnitur auf Gebäck und Salaten zum Einsatz.

Kräuterkundige verwenden die **oberirdischen Pflanzenteile** – d. h. die frisch gepflückten Blätter, Stiele und Blüten – als Aufguss, pur oder mit anderen Pflanzen gemischt.

In manchen Regionen werden **die Blätter** auch in Gerichte wie Spinat oder Salate gegeben oder als aromatische

Kräuter zum Würzen von Soßen und Suppen verwendet.

Der zu Öl gepresste **Samen** ist eine Quelle von Omega-6-Fettsäuren und mehreren Studien zufolge lindert Borretschöl Symptome von rheumatoider Arthritis. Auf dem Markt ist Borretschöl in zwei Formen erhältlich: als natives Öl in Flaschen und als Kapseln zur inneren Anwendung.

Es gibt auch verschiedene Kosmetikprodukte auf Basis von Borretschöl, das eine belebende, erfrischende Wirkung auf die Haut haben soll.

Auch für die Natur besitzt Borretsch nützliche Eigenschaften:
- Als Honigpflanze zieht er viele Bienen an.
- Er wirkt antimykotisch, unter anderem gegen Rohfäule, weshalb er sich als Begleitpflanze für Erdbeeren eignet.
- In der Tierhaltung wird er als Tonikum angewandt.

ZUBEREITUNGEN

Der Kräutertee wird als Aufguss oder leichte Abkochung aus den getrockneten, oberirdischen Pflanzenteilen (Blättern, Blüten, Stängeln) zubereitet. Filtern Sie ihn sorgfältig, um die Haare zu entfernen.

Die frischen Blüten und Blätter werden **in Salaten** verwendet. Gemahlene Samen werden zu Öl verarbeitet.

Einfaches Rezept

Bereiten Sie bei Bronchitis eine Abkochung aus einer Mischung von Borretsch-, Kamillen- und Lindenblütenständen zu. Borretsch entlastet die Bronchien und Lunge, Kamille wirkt entzündungshemmend und Linde beruhigend.

Giftigkeit und Vorsichtsmaßnahmen

Die oberirdischen Teile enthalten geringe Mengen an Pyrrolizidinalkaloide, die sich in Tierversuchen als giftig erwiesen haben. Die Gefahr einer Vergiftung steigt bei längerer Einnahme. In den Samen und dem daraus gewonnenen Öl ist dieser Wirkstoff jedoch nicht enthalten.

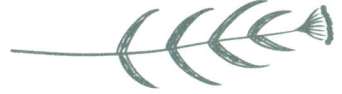

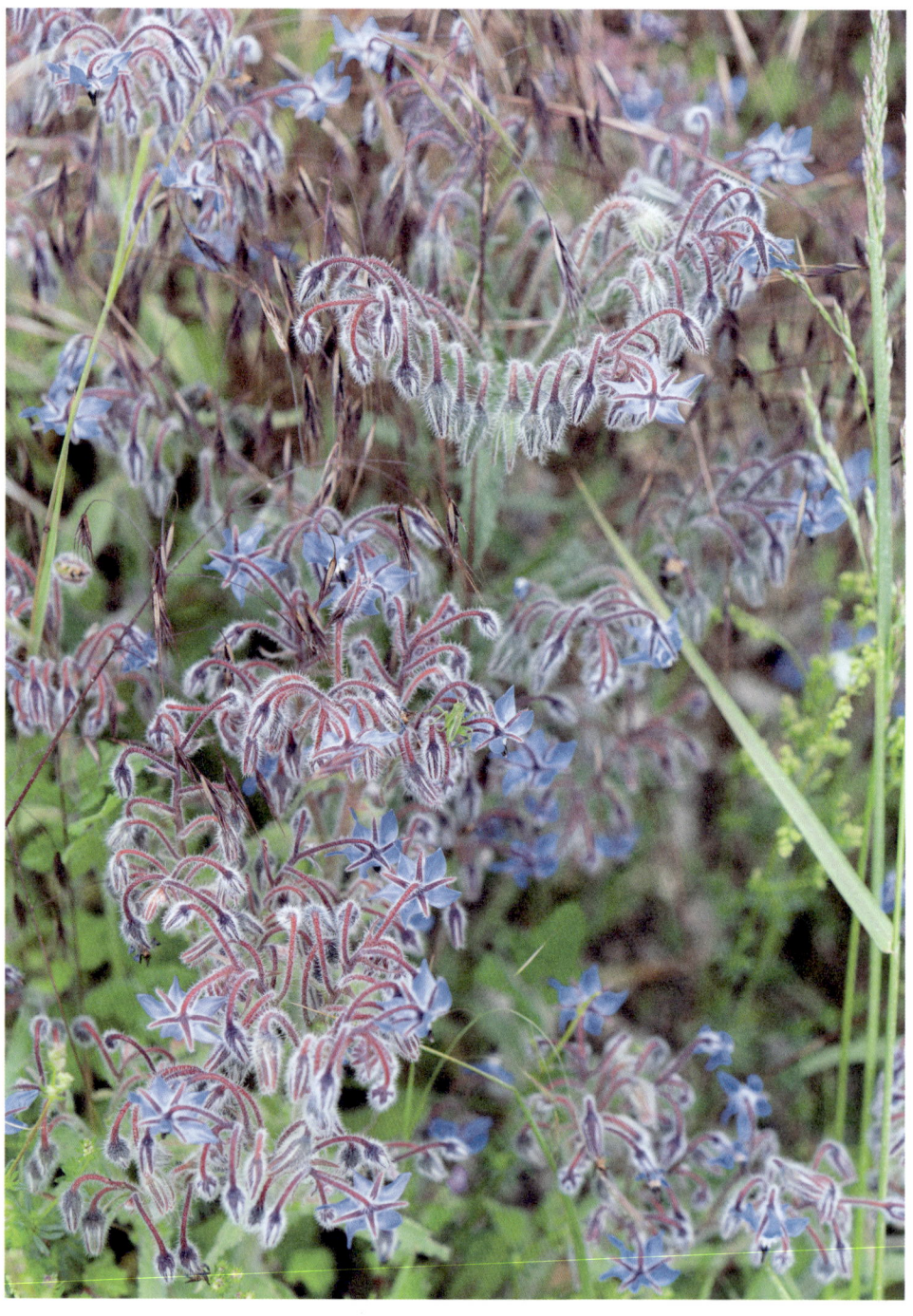

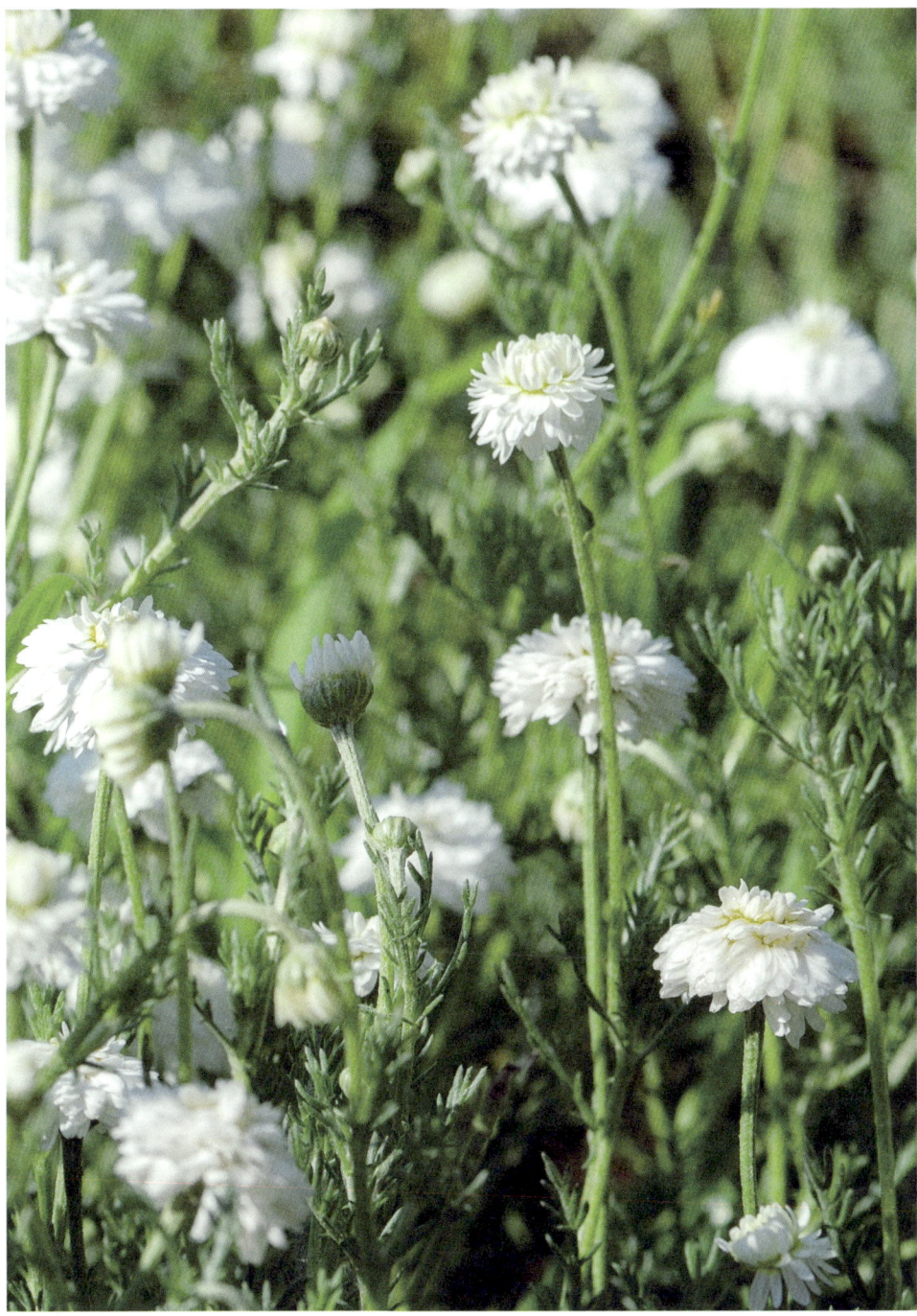

RÖMISCHE KAMILLE

Chamaemelum nobile All.

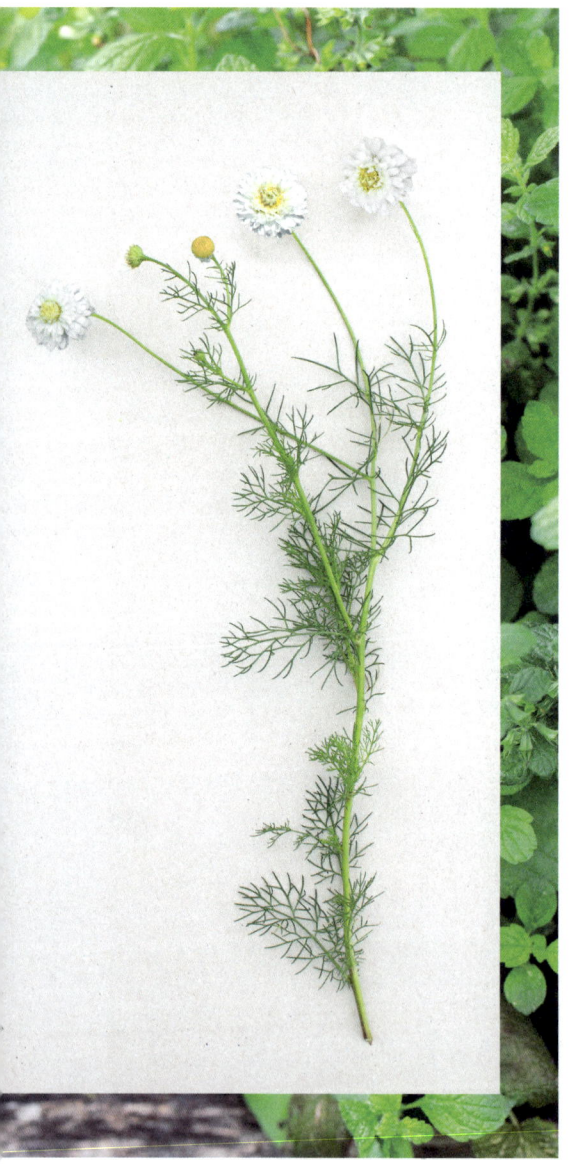

BOTANIK

Kamille ist eine ausdauernde, bodendeckende und kompakte Pflanze von 10 bis 30 cm Höhe. Die aromatische, flaumig behaarte Pflanze hat hellgrüne Blätter, die ein- oder zweifach in kurze, schmale Lappen geteilt sind. Die Wildpflanze verfügt über gelbe Blütenkörbe mit weißen Zungenblüten und kegelförmige Blütenböden mit Spreublättern zwischen den Blüten. Die Kulturpflanze, die als »voll-« oder »doppelblütig« bezeichnet wird, hat nur pomponförmige weiße Blüten.

ANWENDUNGEN

Die Blütenkörbe werden in Kräutertees oder als Salbe verwendet.

Kräutertee aus getrockneten Kamillenblüten ist in erster Linie verdauungsfördernd. Er sollte vor den Mahlzeiten eingenommen werden. Die Pflanze regt die Magensaftsekretion an und lindert Krämpfe.

Kamillentee wirkt appetitanregend. Er hilft bei Verdauungsproblemen, Krämpfen des Verdauungstraktes, Übelkeit, Erbrechen, Verstopfung und Durchfall. Zudem regt er die Leber und Gallenblase an.

Kamillentee kann als Entwurmungsmittel für Kinder angewandt werden: Geben Sie 1 Esslöffel Zitronensaft, 1 Esslöffel Olivenöl und 1 Esslöffel Honig auf 1 Liter Kräutertee.

Es empfiehlt sich, an 2 aufeinanderfolgenden Tagen morgens 1 Tasse auf nüchternen Magen zu trinken und diesen Vorgang nach 15 Tagen zu wiederholen.

Kamille wirkt sedativ und schmerzlindernd, besonders bei Gesichtsneuralgien, Migräne, Kopfschmerzen – vor allem bei Kindern – und schmerzhafter Menstruation. Sie lindert auch durch Fieber verursachte Schmerzen und wirkt fiebersenkend.

Zur äußerlichen Anwendung heilt eine konzentrierte Abkochung von Kamillenblüten rissige Haut, Wunden, Nagel- und Beingeschwüre (deren Ursache ein Arzt feststellen sollte), Aphten sowie Entzündungen der Bindehaut und der Augenlider.

Legen Sie Kamillenblüten in Olivenöl ein und nutzen Sie das Präparat für Massagen und zur Schmerzlinderung bei Gicht, Verstauchungen und Rheuma.

Mit Shampoo gemischt hellt eine Kamillenabkochung blondes Haar auf und verleiht ihm schöne goldene Effekte.

bitter wie der von Chicorée und bleibt lange in Mund und Körper, während man die unzähligen Wirkstoffe dieser schlichten, kleinen Blüte aufnimmt.

Zur Herstellung einer Salbe legen Sie 60 g getrocknete Kamillenblüten in 0,5 Liter natives Bio-Olivenöl ein und stellen das Präparat 3 Tage in die Sonne. Anschließend erhitzen Sie es 2 Stunden lang im Wasserbad. Danach können Sie es abkühlen lassen und abseihen. Wenden Sie den Auszug als Massagesalbe zur Schmerzlinderung an.

Einfaches Rezept

Um die Bitterkeit der Kamille zu reduzieren, fügen Sie dem Absud 1 Teelöffel Süßholzpulver oder getrocknete Pfefferminzblätter und 1 Esslöffel Honig hinzu.

ZUBEREITUNGEN

Als Kräutertee bereiten Sie eine leichte Abkochung, 3 Minuten in kochendem Wasser, gefolgt von einer dreiminütigen Ziehzeit bei ausgeschalteter Hitze und abgedecktem Topf zu. Verwenden Sie 3 Teelöffel getrocknete Kamillenblüten für 1 Liter Wasser.

Dieser Kräutertee verströmt einen angenehmen Zitrusduft. Sein Geschmack ist

Giftigkeit und Vorsichtsmaßnahmen

Kamille ist zwar nicht giftig, kann aber bei Überdosierung Übelkeit, Erbrechen und Kopfschmerzen hervorrufen. Ohne ärztlichen Rat ist ätherisches Kamillenöl nicht innerlich anzuwenden.

KLATSCHMOHN

Papaver rhoeas L.

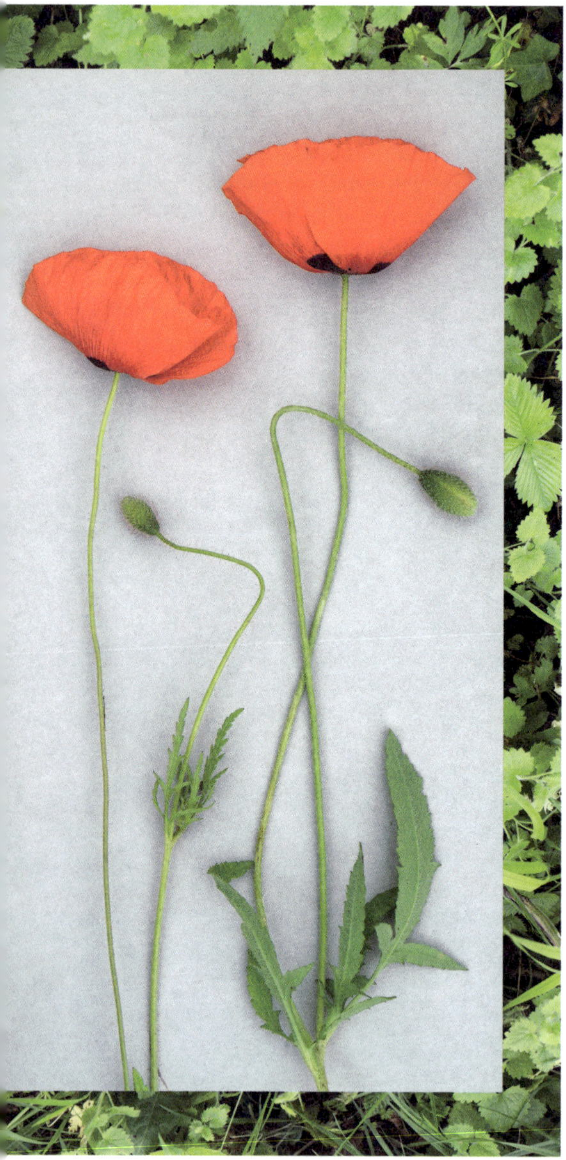

BOTANIK

Klatschmohn ist eine behaarte einjährige Pflanze von 25 bis 80 cm Höhe. Am Ende der Stängel steht eine Blüte. Die tief geteilten, behaarten hellgrünen Blätter sind in dreieckige, lanzettliche Lappen eingeschnitten. Seine scharlachroten, Blüten, oft mit einem schwarzen Fleck, stehen zusammengeknautscht in der Knospe mit bläulich-schwarzen Staubblättern. Bei der Frucht handelt es sich um eine ovale, unbehaarte Kapsel voller kleiner schwarzer Samen.

ANWENDUNGEN

Die **getrockneten Blütenblätter** werden hauptsächlich wegen ihrer leicht narkotischen, beruhigenden, schlaffördernden und leicht abführenden Wirkung für medizinische Zwecke genutzt. Sie wirken auch hustenstillend. Sie können als Kräutertee zubereitet werden, sind aber auch in Form von Halstabletten und Sirup erhältlich.

Die **jungen Blätter** kommen manchmal in Salaten zum Einsatz. **Mohnsamen** verwendet man immer noch zum Backen und zur Herstellung von aromatischem Gebäck.

Weitere Namen: Mohnblume, Klatschrose, Feldmohn, Blutblume, Kornrose, Feuermohn
Familie: Mohngewächse (Papaveraceae)

Herkunft: Klatschmohn stammt wahrscheinlich aus der Türkei und aus Bulgarien. Mittlerweile wächst er auf der ganzen Welt.

ZUBEREITUNGEN

Wegen der zarten Blütenblätter kann der **Kräutertee** nur als Aufguss zubereitet werden. Bringen Sie 1 Liter Wasser zum Kochen und geben Sie 3 Teelöffel getrocknete Blütenblätter hinzu. Lassen Sie den Aufguss 3 Minuten ziehen und seihen Sie ihn in eine Thermoskanne ab. Trinken Sie den Kräutertee über den ganzen Tag verteilt, um Husten, Bronchitis, Keuchhusten, Schlaflosigkeit und Verstopfung zu lindern.

Bei Augeninfektionen kann er auch als **Kompresse** angewandt werden.

Da dieser Kräutertee fade und bitter ist, empfehle ich, die heilenden Eigenschaften des Klatschmohns in Form von **Sirup** zu nutzen.

Einfaches Rezept

Der Ethnobotaniker Pierre Lieuthagi schlägt folgendes Rezept für Mohnblütensirup vor: Übergießen Sie 65 g getrocknete Blütenblätter mit 1 Liter kochendem Wasser und lassen Sie den Aufguss 6 Stunden lang ziehen. Seihen Sie ihn anschließend ab und geben Sie 180 g Zucker auf 100 g Flüssigkeit. Rühren Sie das Präparat um und lassen Sie es stehen. Die folgende Tagesdosis kann über den Tag verteilt in Teelöffeln eingenommen werden:

- von 15 Monaten bis 3 Jahren: 1

- von 3 bis 5 Jahren: 2

- von 5 bis 12 Jahren: 3

- Erwachsene: 5 bis 10

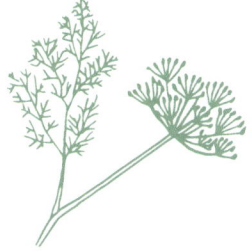

Giftigkeit und Vorsichtsmaßnahmen

Es sind manche Fälle von Vergiftungen bei zu hoher Dosierung bekannt. Daher sollten Sie bei Kindern besonders vorsichtig sein und den Rat Ihres Arztes einholen.

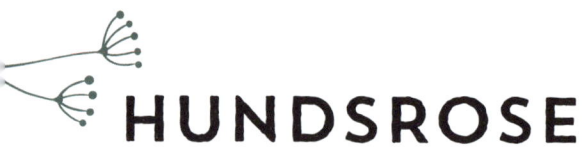

HUNDSROSE

Rosa canina L.

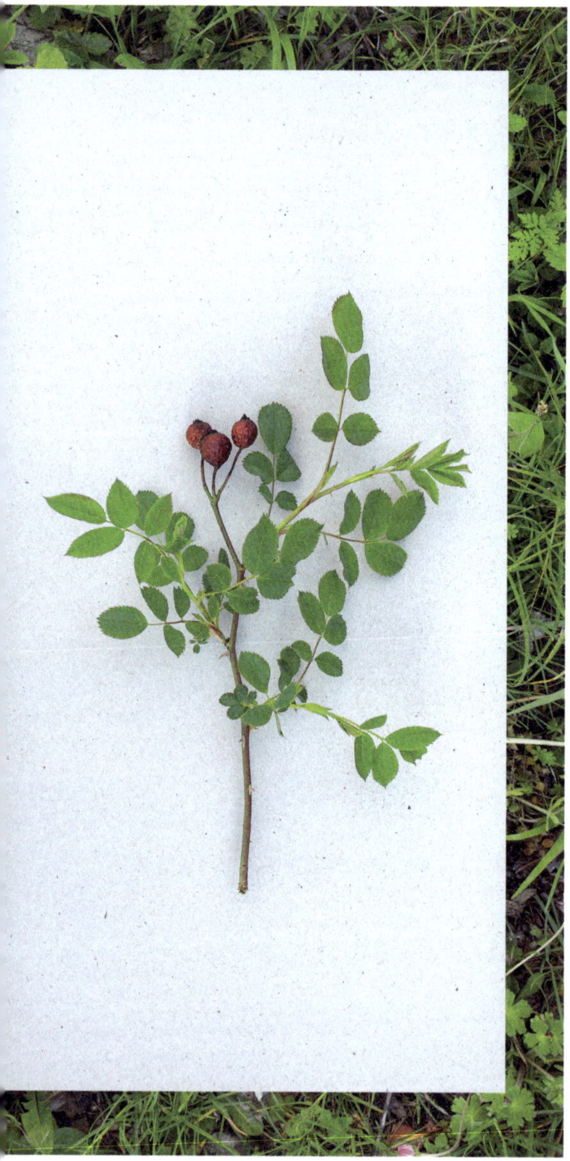

BOTANIK

Die Hundsrose ist ein Strauch, der bis zu 3 m hoch werden kann. Sie hat aufrechte, gebogene Stängel mit gekrümmten Stacheln. Die wechselständigen, zusammengesetzten grünen Blätter bestehen aus fünf bis sieben gezähnten, elliptischen Fiederblättchen. Die Blüten haben eine einfache Blumenkrone mit fünf weißen oder rosafarbenen Blüten- und zahlreichen Staubblättern. Der krugförmige Blütenboden enthält behaarte Fruchtblätter. Etwa im Oktober färben sich die Scheinfrüchte (Hagebutten) rot. Sie enthalten die eigentlichen Früchte, kleine Samen oder Achänen. Diese sind von einem silbrigen Flaum umgeben, der bei der Verwandlung der Fruchtblätter entsteht.

ANWENDUNGEN

Die **Hagebutte**, die Frucht der Hundsrose, verwendet man in Kräutertee, Marmelade und Sirup, nachdem man die Samen und inneren Härchen entfernt hat. Die getrockneten Früchte können zu Pulver zerrieben werden. Den Flaum kann man weiterverarbeiten.

Als Aufguss bietet sich auch **Rosengalle** an, eine Art haarige Wucherung auf den Stängeln, die entsteht, nachdem eine Rosengallwespe ihre Eier in eine Knospe gelegt hat.

Die Hagebutte verfügt über zahlreiche heilende Eigenschaften. Als Tonikum hat sie einen viel höheren Vitamin-C-Gehalt

Weitere Namen: Hagebutte, Hagrose, Hecken-
rose, Heiderose
Familie: Rosengewächse (Rosaceae)

Herkunft: Die Hundsrose ist in Europa und
den gemäßigten Regionen Nordafrikas und
Asiens heimisch.

als Zitrusfrüchte (100 g Hagebutten ent-
sprechen 1 kg Zitronen). Bei Skorbut wurden die zerriebenen Früchte in Pulverform
eingenommen.

Als Abkochung stärkt die von Achänen be-
freite Hagebutte die Abwehrkräfte des Kör-
pers gegen Infektionskrankheiten. Sie ist
ein bewährtes Mittel gegen Grippe, wenn
man 3 bis 4 Tassen Kräutertee pro Tag
trinkt.

Die Frucht der Hundsrose wirkt harntreibend: In Pulverform sind **die Samen**
ein altes Mittel gegen Nierensteine und
-koliken, ebenso wie von in konzentrierter
Abkochung.

Hagebutten wirken adstringierend und
helfen bei Durchfall und Verdauungsschwäche.

Auf nüchternen Magen eingenommen,
ist der in Honig eingelegte **Flaum** (Dosis
von 15 cg) ein ausgezeichnetes Entwurmungsmittel für Kinder, das zu keiner Rei-
zung der Schleimhaut führt.

Als Kräutertee wirkt Rosengalle sedativ
und erleichtert das Einschlafen.

ZUBEREITUNGEN

Hagebuttentee kann auf zwei Arten zu-
bereitet werden. Um von der belebenden
Wirkung und dem hohen Vitamin-C-
Gehalt zu profitieren, bereiten Sie einen
dreiminütigen Aufguss mit 3 Esslöffeln der
Frucht auf 1 Liter Wasser zu.

Für die harntreibende oder adstringie-
rende Wirkung bereiten Sie eine dreiminütige Abkochung zu, gefolgt von einer
Ziehzeit von gleicher Dauer.

Einfaches Rezept

Als Tonikum wird Hagebuttensirup besonders für Kinder empfohlen. Es liefert wich-
tige Nährstoffe, ist einfach zuzubereiten
und lecker.

Auf 1 kg Früchte kommen 500 g Bio-Zucker.
Schneiden Sie die entkernten Früchte klein
und geben Sie sie in 2 Liter kochendes Wasser. Lassen Sie sie 5 Minuten köcheln und
anschließend abkühlen. Seihen Sie sie ab
und bewahren Sie den Kochsaft auf. Geben
Sie das Fruchtfleisch zurück in 1 Liter Wasser und lassen Sie es 15 Minuten kochen.
Fügen Sie den zur Seite gestellten Kochsaft
hinzu. Rühren Sie um und seihen Sie anschließend ab. Lassen Sie den Kochsaft er-
neut aufkochen, bis nur noch 1 Liter Flüssigkeit übrig ist. Fügen Sie unter Rühren
den Zucker hinzu, bis er sich auflöst, und
lassen Sie die Mischung ca. 10 Minuten köcheln. Füllen Sie das Sirup in kleine, sterile
Flaschen um.

Giftigkeit und Vorsichtsmaßnahmen

Bislang ist keine Giftigkeit bekannt.

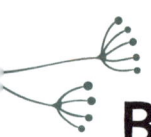

BREITWEGERICH

Plantago major L.

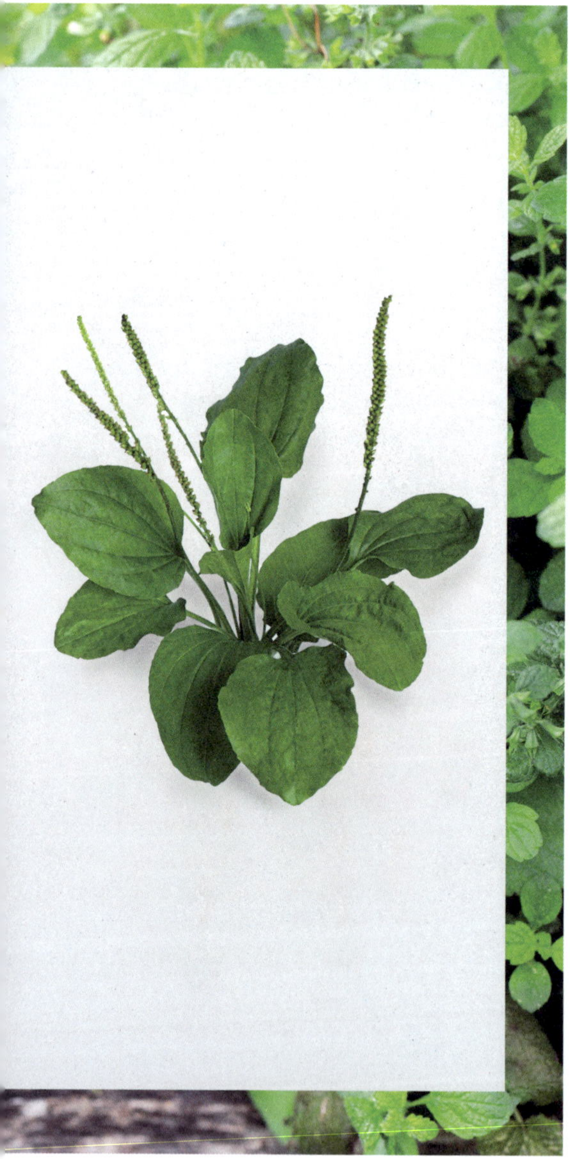

BOTANIK

Der 5 bis 30 cm hohe Breitwegerich ist eine mehrjährige Pflanze mit faserigen Wurzeln und dicken, breit-ovalen hellgrünen Blättern, die in Blattrosetten angeordnet sind. Sein langer Blütenstiel endet in einer zylindrischen Ähre, die aus kleinen Blüten mit gräulichen oder rötlichen Blumenkronen besteht. Diese bringen in kleine Kapseln eingeschlossene Samen hervor, die besonders Vögel mögen.

ANWENDUNGEN

Die **getrockneten Blätter** des Breitwegerichs verwendet man für Kräutertees und die frischen für Kompressen.

Durch seine beruhigenden und wundheilenden Eigenschaften eignet er sich ideal zur Anwendung bei Juckreiz, Insektenstichen, rissiger und aufgesprungener Haut, Schürfwunden, Fisteln und Hämorrhoiden.

Aufgrund seiner entzündungshemmenden Wirkung ist er zur lokalen Anwendung bei Augenreizungen, Lidrand- und Bindehautentzündungen geeignet.

Als adstringierendes, beruhigendes und schleimlösendes Mittel werden die Blätter des Breitwegerichs in Kräutertees angewandt, um Durchfall, Ruhr, Magengeschwüre sowie bronchopulmonale Erkrankungen wie Asthma, Bronchitis, Rachen- und Kehlkopfentzündung zu behandeln.

Als harntreibendes Mittel wird Breitwegerich zur Heilung von Blasenentzündungen verschrieben und als blutstillendes Mittel bei Nasenbluten, blutigem Husten und Blut im Urin.

ZUBEREITUNGEN

Als Kräutertee: Bereiten Sie eine leichte, dreiminütige Abkochung zu, gefolgt von einer Ziehzeit von gleicher Dauer bei ausgeschalteter Hitze und abgedecktem Topf. Verwenden Sie 3 Teelöffel getrocknete Blätter für 1 Liter Wasser. Seihen Sie den Kräutertee in eine Thermoskanne ab und trinken Sie ihn über den Tag verteilt.

Einfaches Rezept

Da ich auf dem Land lebe, musste ich schon oft Wunden und Insektenstiche meiner Kinder behandeln. Dafür gebe ich frische Blätter des Breitwegerichs in kochendes Wasser und lege sie als Kompressen auf Wunden oder reibe Stiche damit ein. Für leichte Augenentzündungen stelle ich Augentropfen her, für die ich einen Teelöffel frisch geschnittene Blätter in eine Tasse gebe, sie mit kochendem Wasser übergieße und abkühlen lasse.

Giftigkeit und Vorsichtsmaßnahmen

Bislang ist keine Giftigkeit bekannt.

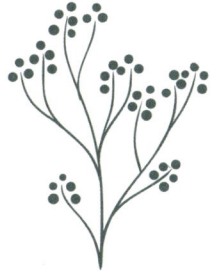

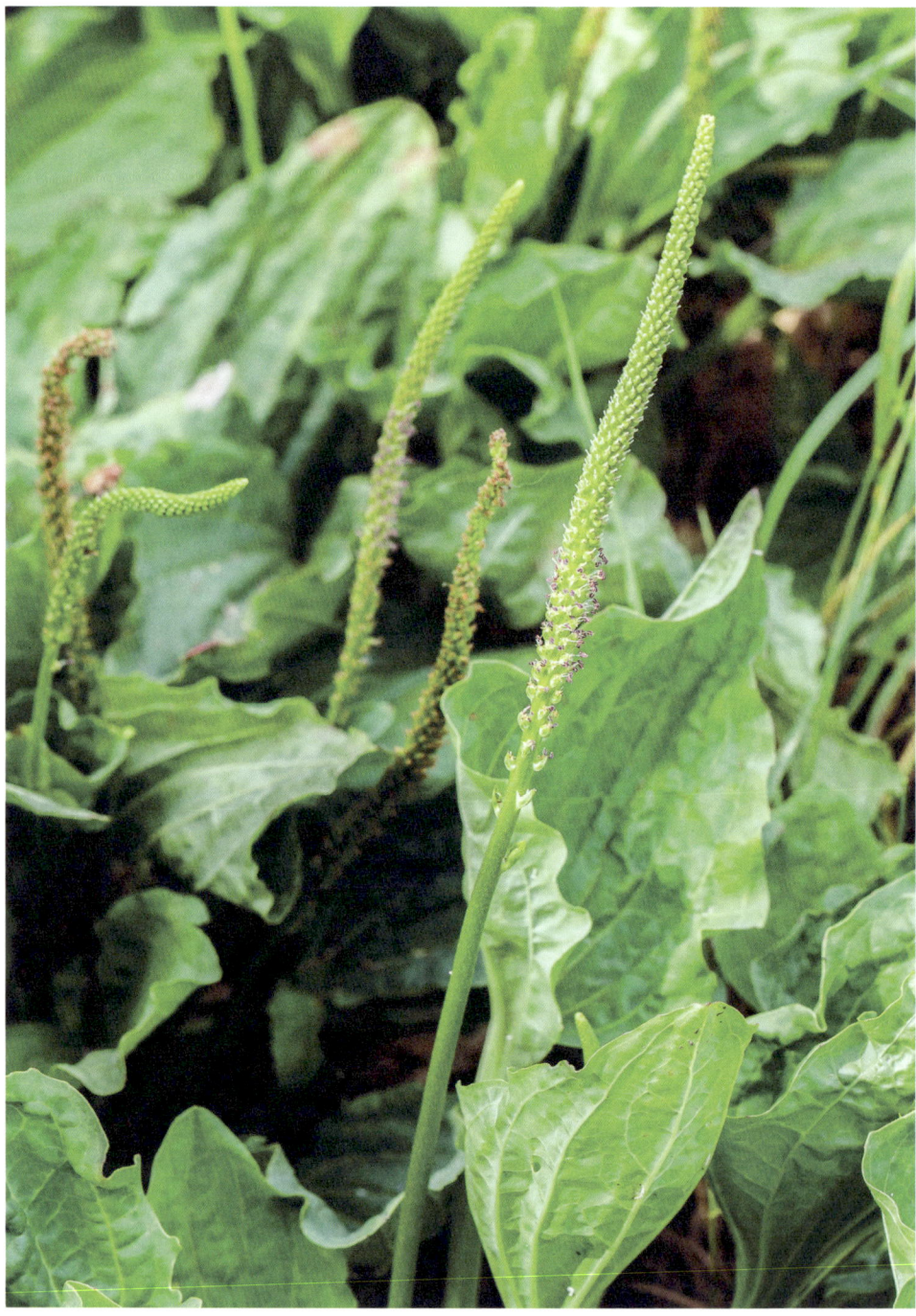

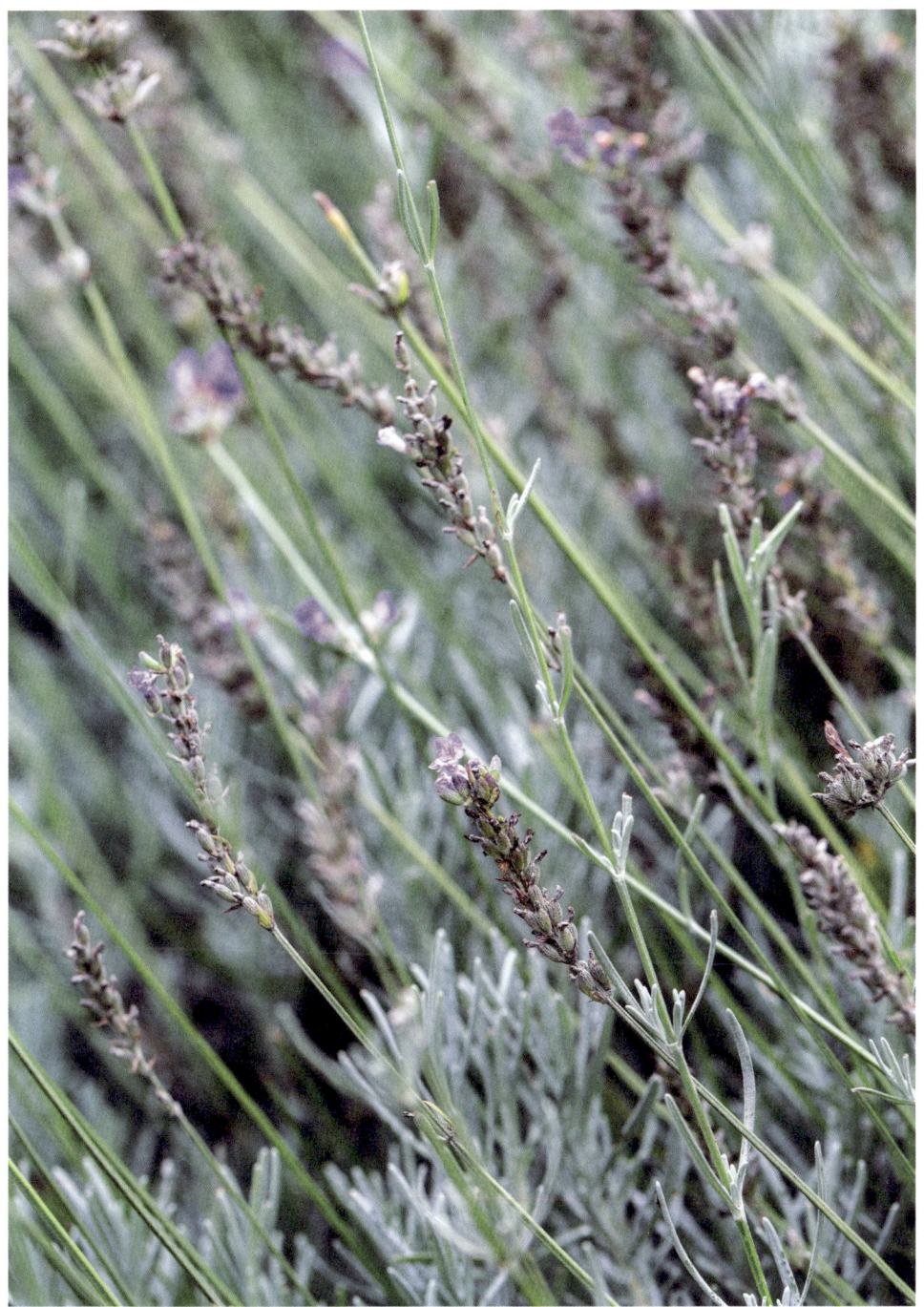

LAVENDEL ODER ECHTER LAVENDEL

Lavandula angustifolia Mill.
(Alte Namen: L. officinalis, L. vera)

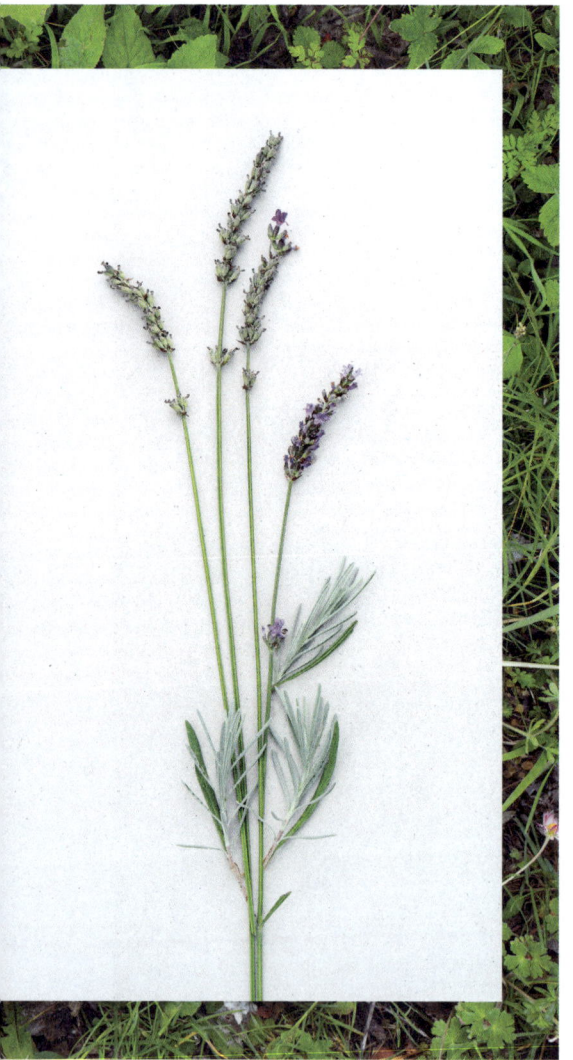

BOTANIK

Echter Lavendel kann bis zu 50 cm hoch werden und ist ein buschiger Strauch. Die linealischen, graugrünen Blätter sind 3 bis 5 cm lang. Zur Blütezeit (zwischen Juli und August) entwickelt die Pflanze unverzweigte Blütenstiele, die in endständigen zartlila bis violetten Ähren stehen. Die Frucht hat schwärzliche Samen.

ANWENDUNGEN

Die Blütenstände des Echten Lavendels finden vielfältige Verwendung in der Parfüm-, Kosmetik- und Waschmittelindustrie und dienen zum Verfeinern von Sorbets und Eiscreme.

Auf medizinischer Ebene werden die Wirkstoffe der Blütenstände auf unterschiedliche Weise extrahiert: als Kräutertee, Abkochung, ätherisches Öl, Hydrolat, Urtinktur, Kapseln etc.

Als angstlösendes, sedatives und krampflösendes Mittel lindert Lavendeltee alle nervlich bedingten Störungen: Schlaflosigkeit, Migräne, schlechte Verdauung und Reizbarkeit.

Lavendel ist belebend, antiseptisch, schweiß- und harntreibend. Er dient zur Linderung von Kehlkopfentzündung, Bronchitis, Keuchhusten, Asthma, Erkältungen, Grippe, Müdigkeit und Rheuma.

Zur äußerlichen Anwendung hilft eine Abkochung von Lavendelblüten bei Wundheilung, Insektenstichen, Verbrennungen, Ekzemen und Akne. Früher wurde sie bei Vipernbissen eingesetzt.

Als ätherisches Öl lindern Lavendelblüten Unruhe, Schlaflosigkeit und nervlich bedingte Verdauungsstörungen. Auf die Schläfen aufgetragen hilft es bei Migräneschmerzen.

Lavendel wird als Antiparasitikum (Milben) und als Urtinktur zum Einreiben (Läuse, Krätze) angewandt.

ZUBEREITUNGEN

Wegen der zarten Blüten wird Lavendeltee als Aufguss zubereitet. Geben Sie 3 Teelöffel Blütenstände in 1 Liter kochendes Wasser und lassen Sie sie bei ausgeschalteter Hitze und abgedecktem Topf 6 Minuten ziehen. Seihen Sie den Aufguss ab und trinken Sie 3 Tassen pro Tag oder vor dem Schlafengehen.

Zur äußeren Anwendung bereiten Sie eine dreiminütige Abkochung zu, gefolgt von einem Aufguss von der gleichen Dauer bei ausgeschalteter Hitze und abgedecktem Topf. Geben Sie 6 Teelöffel Blüten auf 1 Liter Wasser.

Im Handel sind weitere Präparate (aus Bio-Pflanzen) erhältlich.

Einfaches Rezept

Wenn Sie schnell einschlafen und einen erholsamen Schlaf genießen möchten, geben Sie 2 Tropfen ätherisches Lavendelöl auf Ihren Kopfkissenbezug.

Giftigkeit und Vorsichtsmaßnahmen

Bei manchen, zu Allergien neigenden Menschen kann Lavendel Hautreizungen oder -entzündungen verursachen. Das ätherische Öl sollte nur mit Bio-Pflanzenöl verdünnt verwendet werden.

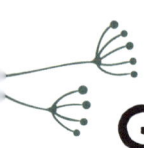

GUNDERMANN

Glechoma hederacea L.

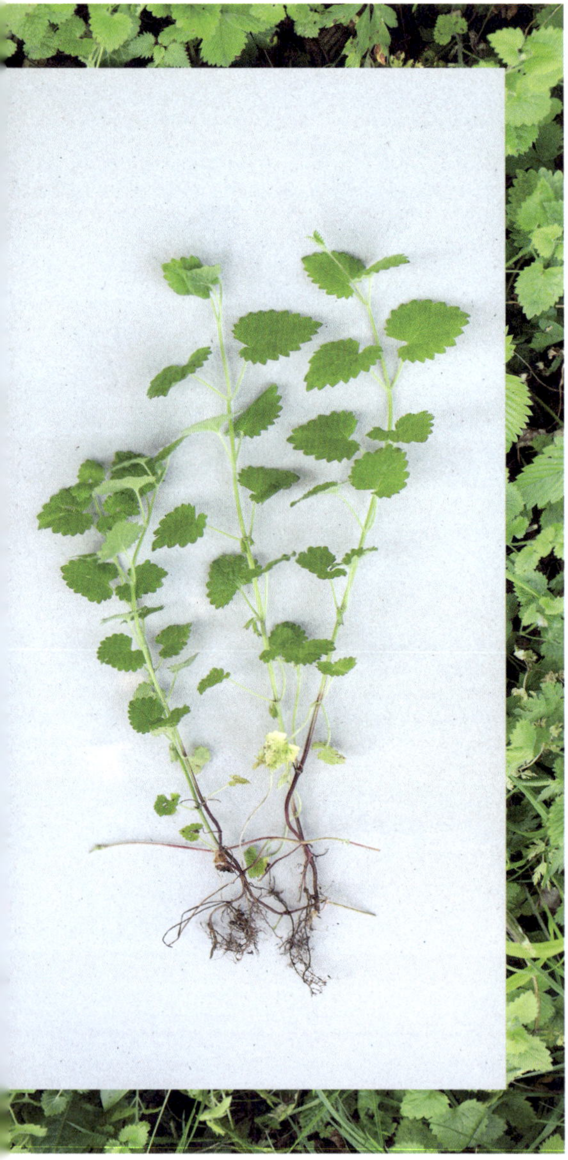

BOTANIK

Kriechende mehrjährige Pflanze, die sich durch Ausläufer am Boden vermehrt. Die unbehaarten Stängel sind im Querschnitt viereckig und an der Basis rötlich.

Die gestielten Blätter stehen sich paarweise an den Stängeln gegenüber. Sie sind flaumig, an der Basis nierenförmig, dunkelgrün, glänzend und an der Spitze herzförmig.

Die violetten, mundförmigen Blüten stehen in Dreiergruppen in den Blattachseln.

ANWENDUNGEN

Die **jungen Triebe und Blätter** verwendet man sowohl als Kräutertee als auch zum Kochen. Sie werden zudem als Dekoration, auf Eis und Kuchen, als Aromastoff für Weißwein, Apfelsaft oder Cocktails sowie als Garnitur für Salate, Suppen und sogar Schokolade verwendet.

Gundermann wirkt harntreibend, adstringierend, verdauungsfördernd, wundheilend, entzündungshemmend und schleimlösend. Traditionell wird er bei Appetitlosigkeit eingesetzt, da er die Magensekretion anregt, aber er wirkt auch bei allen Winterbeschwerden wie Erkältung, Grippe, Husten etc.

Das wundheilende Mittel wird auch bei allen oberflächlichen Wunden, bei angegriffener Haut sowie bei Abszessen und Furunkeln angewandt. Es lindert zudem Anfälle von Nierenkoliken.

Weitere Namen: Echt-Gundelrebe, Gundel-
rebe, Erdefeu
Familie: Lippenblütler (Lamiaceae)

Herkunft: Gundermann ist in Eurasien heimisch.

ZUBEREITUNGEN

Gundermann wird vor allem als Kräutertee zubereitet. Ich empfehle immer eine **leichte Abkochung** der Blätter. Bringen Sie 1 Liter Wasser zum Kochen und geben Sie ca. 3 g getrocknete Blätter hinzu. Lassen Sie sie 3 Minuten abgedeckt kochen und dann bei ausgeschalteter Hitze 3 Minuten ziehen. Seihen Sie das Präparat anschließend sorgfältig ab.

Sie können diese Abkochung als Breiumschlag verwenden, indem Sie sterilen Mull darin einweichen und auf die Wunde legen.

Einfaches Rezept

Um Rheuma, Gelenkschmerzen und Prellungen zu lindern, legen Sie 50 g getrockneten Gundermann über 3 Wochen in 0,5 Liter Olivenöl ein – vorzugsweise aus biologischer Herstellung.

Seihen Sie das Präparat sorgfältig ab und reiben Sie es auf die schmerzhaften Stellen.

Giftigkeit und Vorsichtsmaßnahmen

Bislang ist keine Giftigkeit bekannt.

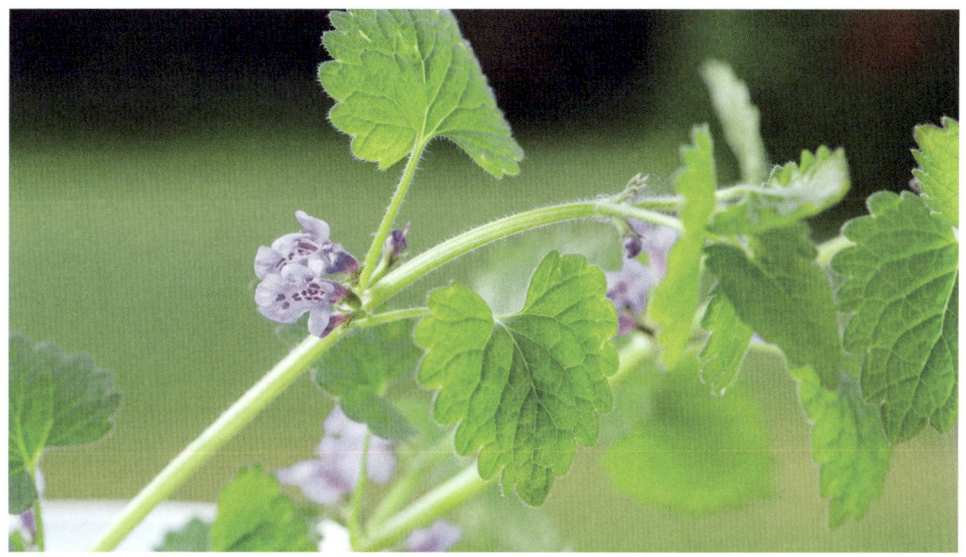

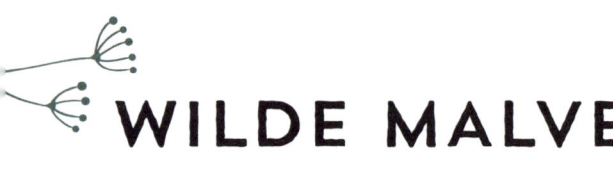

WILDE MALVE

Malva sylvestris L.

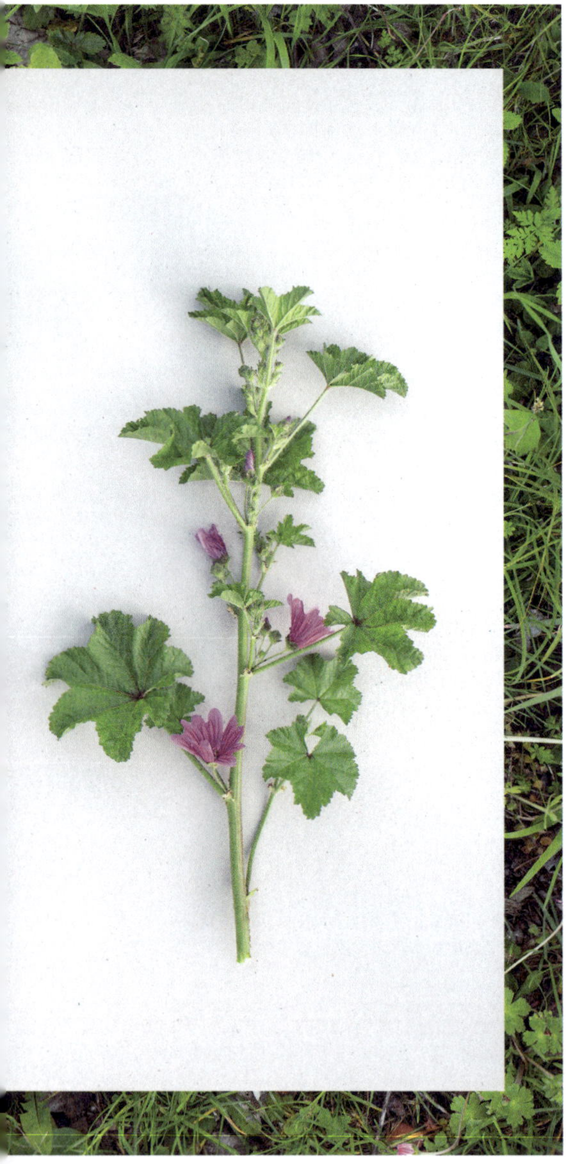

BOTANIK

Die Malve ist eine 20 bis 120 cm hohe zweijährige Pflanze mit behaartem Stängel. Sie hat wechselständige Blätter mit drei bis sieben gezähnten dunkelgrünen Lappen. Ihre malvenfarbenen, purpurn geäderten Blüten haben einen langen Blütenstiel und stehen mindestens zu zweit in den Blattachseln. Aus den zahlreichen Fruchtblättern, die kreisförmig um eine zentrale Achse im Blütenkelch angeordnet sind, bildet sich später eine Spaltfrucht, die in Achänen zerfällt.

ANWENDUNGEN

Für die medizinische Heilwirkung werden die **Blumen** und **Blätter** vor der Blütezeit geerntet. Früher aß man die jungen, gekochten oder frischen Blätter und Triebe der Malve in Salaten. **Die Wurzeln** verwendete man als Zahnpasta.

Als Kräutertee hat Malve eine weichmachende und beruhigende Wirkung und kann Verstopfung, alle Verstopfungen der Atemwege (Erkältungen, Bronchitis und Kehlkopfentzündung) sowie Entzündungen der Harnwege und des Verdauungstraktes lindern. Aufgrund ihrer abführenden Wirkung wird sie oft älteren Menschen und Kindern verabreicht.

Neueren Forschungen zufolge hat sie auch eine immunstimulierende Wirkung. Äußerlich angewandt hilft sie bei Augenkrankheiten, Aphten und Zahnfleischentzündungen.

Weitere Namen: Malve, Große Käsepappel, Rosspappel, Johannispappel, Rossmalve
Familie: Malvengewächse (Malvaceae)

Herkunft: Die ursprünglich in Asien und Europa heimische Malve ist heute auch in Australien und Amerika verbreitet.

ZUBEREITUNGEN

Trotz der zarten Blüten können Sie eine leichte, dreiminütige Abkochung zubereiten. Geben Sie 3 Teelöffel getrocknete Blüten auf 1 Liter Wasser. Lassen Sie den Absud bei ausgeschalteter Hitze und abgedecktem Topf weitere 3 Minuten ziehen und seihen Sie ihn in eine Thermoskanne ab.

Dieser Kräutertee verströmt einen angenehmen Duft, der an aufgeweichte Erde nach einem Regenschauer erinnert. Der Geschmack ist süß, leicht metallisch und holzig. Diese Abkochung dient zur innerlichen und äußerlichen Anwendung.

Einfaches Rezept

Gegen Bronchitis, anhaltenden Husten, Luftröhrenentzündung und sogar Asthmaanfälle hilft nichts so gut wie Malve zusammen mit Thymian und Ysop. Geben Sie 1 Teelöffel von jeder Pflanze auf 1 Liter Wasser und bereiten Sie die Abkochung nach dem oben beschriebenen Rezept zu. Aufgrund der Zugabe von Ysop darf dieser Kräutertee nicht länger als 9 Tage eingenommen werden.

Giftigkeit und Vorsichtsmaßnahmen

Bisher ist keine Giftigkeit der Malve bekannt, auch nicht bei längerer Einnahme.

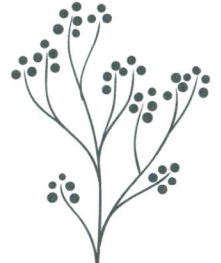

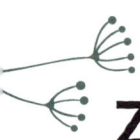

ZITRONENMELISSE

Melissa officinalis L.

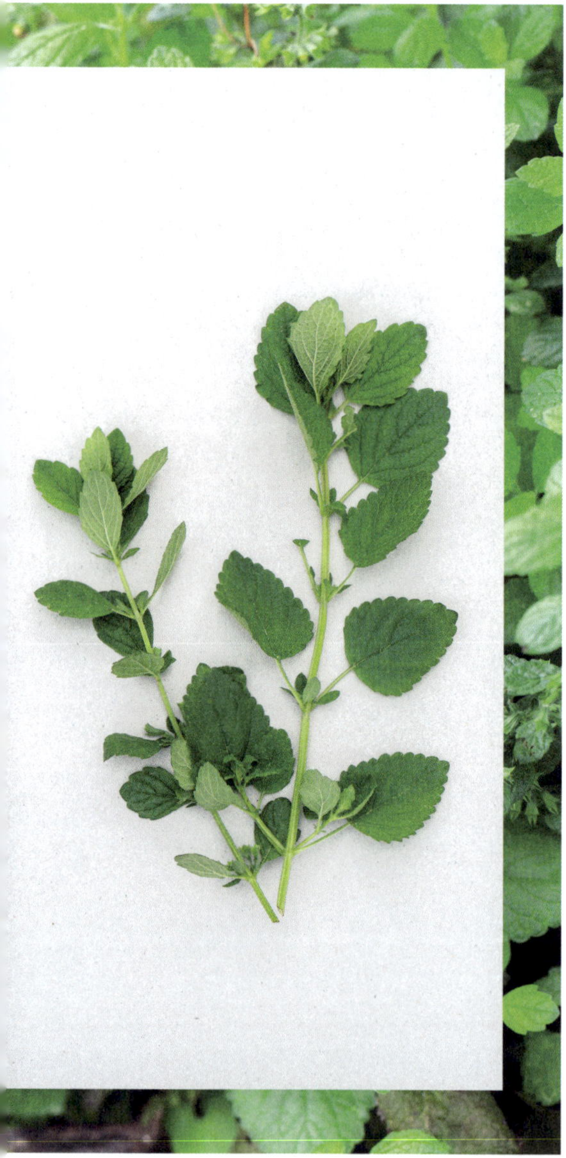

BOTANIK

Zitronenmelisse ist eine 30 bis 80 cm hohe mehrjährige Pflanze mit einem leicht behaarten Stängel mit quadratischem Querschnitt. Ihre kleinen, ovalen und sattgrünen Blätter sind von Blattadern durchzogen und haben einen gesägten Rand. Wenn man sie zerreibt, verströmen sie einen süßen Zitronenduft. Die Wurzeln der Melisse sind lang, kriechend und nicht sehr kräftig. Die weißen Blüten haben eine 12 mm lange, zweilippige Blumenkrone. Der Blütenkelch ist glockenförmig.

ANWENDUNGEN

Die Blätter und **Blütenstände** der Zitronenmelisse werden in Kräutertees verwendet.

Für den französischen Pflanzenheilkundler Maurice Mességué ist Melisse »die Königin der anregenden Kräuter«, weil ihre Essenz ein Nerventonikum ist. Daher wird sie bei allen nervlich bedingten Störungen eingesetzt: Schlaflosigkeit, Nervosität, Melancholie und Depression.

Da Melisse auch krampflösend wirkt, lindert sie schmerzhafte Organkontraktionen: Herzklopfen, Ohrensausen, Schwindel, Magen- und Darmkrämpfe, Verdauungskopfschmerzen, anhaltenden Husten, Asthmaanfälle, Unterleibskrämpfe während der Menstruation und Erbrechen in der Schwangerschaft.

Zahlreiche Studien haben die Wirksamkeit von Zitronenmelisse belegt, insbesonde-

Weitere Namen: Melisse, Zitronenkraut, Zitronella
Familie: Lippenblütler (Lamiaceae)

Herkunft: Die Zitronenmelisse stammt ursprünglich aus Westasien und dem östlichen Mittelmeerraum. Heutzutage findet man sie in fast allen sonnigen Regionen.

re bei unter Koliken leidenden Kindern, da sie Magen-Darm-Krämpfe erheblich lindert.

Die Polyphenole der Zitronenmelisse sind antiviral, weshalb sie gegen Herpes wirken. Wird ein Extrakt regelmäßig auf die betroffenen Stellen aufgetragen, verschwinden die Bläschen innerhalb weniger Tage und treten seltener auf.

Das aus 14 Pflanzen und neun Gewürzen hergestellte Melissenwasser des 17. Jahrhunderts, von dem es mittlerweile verschiedene Rezepte gibt, besitzt zahlreiche Heileigenschaften: Es wird bei Lethargie, Epilepsie, Koliken und Verdauungsproblemen empfohlen.

ZUBEREITUNGEN

Für Zitronenmelissentee bereiten Sie eine eher leichte Abkochung zu. Lassen Sie das Wasser 3 Minuten köcheln und fügen Sie dann die Pflanzen hinzu. Lassen Sie sie 3 Minuten kochen und das Präparat anschließend bei ausgeschalteter Hitze und abgedecktem Topf weitere 3 Minuten ziehen. Seihen Sie es in eine Thermoskanne ab und trinken Sie es über den Tag verteilt.

Melissentee riecht nach frischem Heu, hat einen feinen, süßen Geschmack wie Honig und hinterlässt eine leicht bittere Note im Mund.

Melissenwasser ist in Apotheken und Drogeriemärkten erhältlich.

Einfaches Rezept

Wenn Sie bei Reisekrankheit 2 Tropfen Melissenwasser auf einen Zuckerwürfel geben, verschwindet die Übelkeit.

Giftigkeit und Vorsichtsmaßnahmen

Bislang ist keine Giftigkeit bekannt.

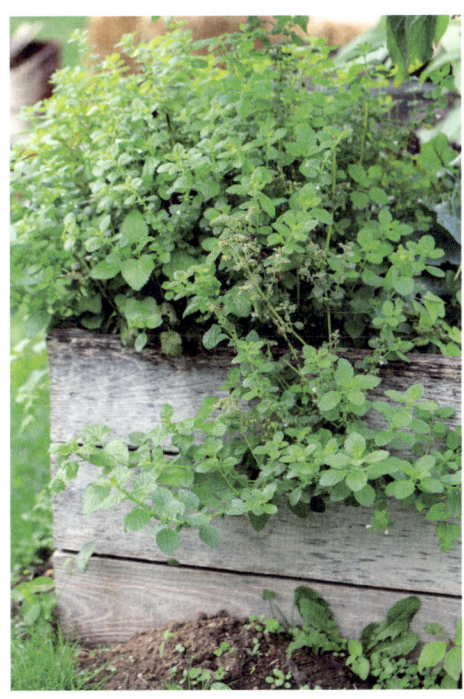

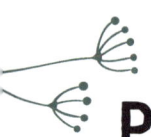

PFEFFERMINZE

Mentha piperita L.

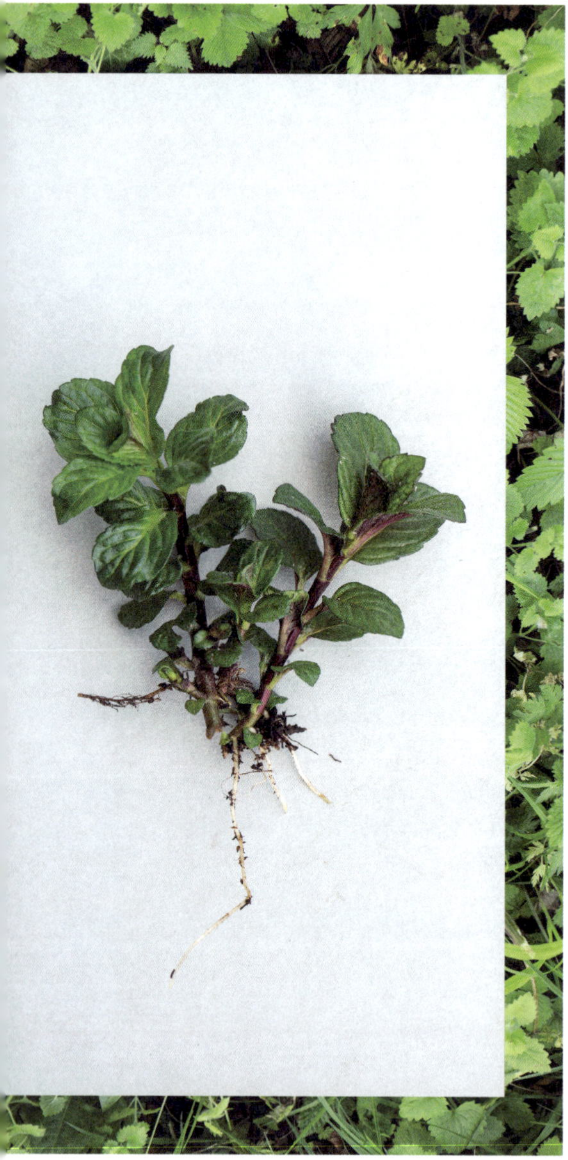

BOTANIK

Die meist 30 bis 50 cm hohe Pfefferminze ist eine mehrjährige, bodendeckende Pflanze mit einem langen, behaarten, kriechenden Rhizom. Sie hat grüne Blätter, die in der Sonne weinrot und im Schatten kupferfarben schimmern. Sie sind gegenständig, kurzstielig, oval, lanzettlich, gezähnt und wachsen an einem aufrechten Stängel, der sich in gegenständige Zweige teilt. Die kurzen purpurrosa Blüten mit endständigen Ähren befinden sich an den Zweigspitzen. Die vierteilige Frucht wird von einem ausdauernden Kelch eingeschlossen.

ANWENDUNGEN

Von der Pfefferminze werden **die Blätter** in Kräutertee und der ganze **oberirdische Teil** in ätherischem Öl und Hydrolat verwendet.

Eine Abkochung aus Pfefferminzblättern eignet sich hervorragend für das gesamte Verdauungssystem und stimuliert die Sekretion von Verdauungs- und Gallensäften.

Auch als Kräutertee entspannt Pfefferminze die Darmmuskulatur, da sie Übelkeit, Blähungen und Durchfall mindert und gegen Entzündungen des Dickdarms wirkt, einschließlich Colitis.

Die gleiche Wirkung kann man mit 2 Tropfen ätherischem Öl erzielen, die in Flüssigkeit verdünnt oder auf einen Zuckerwürfel getröpfelt werden.

Die Abkochung oder das Hydrolat in einer Kompresse lindert Migräne, Gesichtsneuralgie, rheumatische Schmerzen, Muskelkater und Gichtschmerzen. Als Mundspülung hilft Pfefferminze bei Munderkrankungen.

Bei Erkältungen dient sie auch zum Inhalieren.

ZUBEREITUNGEN

In einem **leichten Absud** von 3 Minuten, gefolgt von einer Ziehzeit von ebenfalls 3 Minuten, wirkt Pfefferminze beruhigend und schmerzbetäubend. Geben Sie 3 Teelöffel Blätter auf 1 Liter Wasser.

In einer **konzentrierteren**, sechsminütigen Abkochung mit 6 Teelöffel Blättern wird sie als Tonikum und verdauungsförderndes Mittel angewandt.

Der Geschmack des Kräutertees ist leicht pfeffrig, nicht würzig, aber ein bisschen scharf. Er hat eine undefinierbare Süße und eine explosionsartige Frische, die lange im Mund bleibt. Ein Dessert für sich!

Das ätherische Öl und das Hydrolat werden durch die Destillation der oberirdischen Pflanzenteile gewonnen.

Einfaches Rezept

Zur Wiederherstellung der Darmflora und zur Vorbeugung aller Krankheiten, die auf eine schlechte Verdauung zurückzuführen sind, bereiten Sie eine Abkochung aus einer Mischung aus Pfefferminze, Fenchel und Zitronenmelisse zu. Geben Sie 1 Teelöffel jeder Pflanze auf 1 Liter Wasser. Die Kur dauert zweimal 9 Tage mit einer dreitägigen Pause.

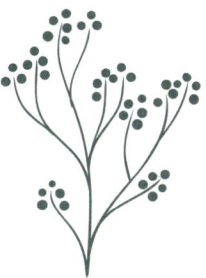

Giftigkeit und Vorsichtsmaßnahmen

Pfefferminze ist nicht an Kinder unter 5 Jahren zu verabreichen und das ätherische Öl sollte nicht ohne ärztlichen Rat angewandt werden.

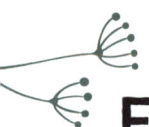

ECHTES JOHANNISKRAUT

Hypericum perforatum L.

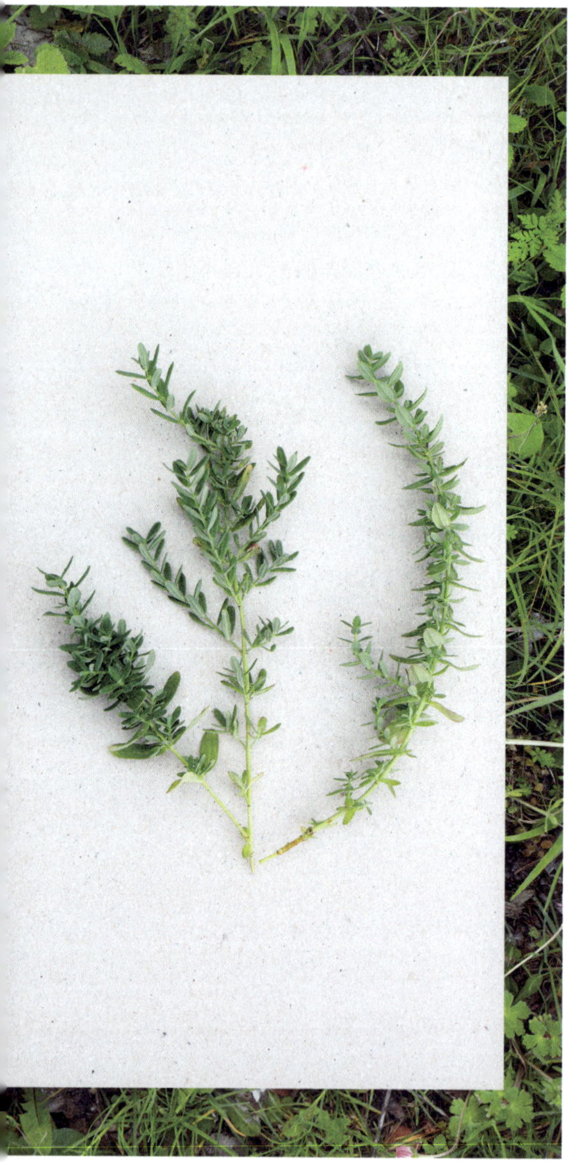

BOTANIK

Echtes Johanniskraut ist eine mehrjährige Pflanze von 20 bis 80 cm Höhe. Sie hat einen festen, runden und zweikantigen rötlichen Stängel, der reichlich verzweigt ist.

Seine gegenständigen, ovalen, länglichen oder linealischen mittelgrünen Blätter haben schwarze Punkte an den Rändern sowie zahlreiche durchscheinende Punktierungen, bei denen es sich um Öldrüsen handelt. Die goldgelben Blüten stehen in sehr dichten Rispen am oberen Ende des Stängels. Die sich nach unten öffnende, kapselförmige Frucht enthält viele schwarze Samen.

ANWENDUNGEN

Die **Blütenstände** des Echten Johanniskrauts werden am häufigsten als Balsam verwendet. Seine Kompressen helfen bei allen Kratzern, Prellungen, Hautreizungen, rissiger Haut, Entzündungen und Verletzungen im Mundraum sowie Verbrennungen. Besonders bei Sonnenbrand wirkt es sofort schmerzstillend.

Für die innerliche Anwendung ist der Kräutertee aus den getrockneten Blütenständen des Echten Johanniskrauts ein bewährtes Mittel, um Bronchitis, Asthma und chronischer Blasenentzündung entgegenzuwirken. Er hilft auch bei Gastritis, Gallenblasenfehlfunktion und unregelmäßiger Menstruation.

Heutzutage wird Echtes Johanniskraut am häufigsten als Antidepressivum ein-

Weitere Namen: Johanniskraut, Echt-Johanniskraut, Gewöhnliches Johanniskraut, Durchlöchertes Johanniskraut, Tüpfel-Johanniskraut, Herrgottsblut
Familie: Johanniskrautgewächse (Hypericaceae)

Herkunft: Das Echte Johanniskraut, ursprünglich in Europa, Asien und Nordafrika heimisch, wächst heute in vielen Teilen der Welt an sonnigen Standorten auf gut durchlässigem Boden.

gesetzt. Diese »Arnika der Nerven« wird erfolgreich bei allen möglichen nervlich bedingten Störungen eingesetzt: Depressionen, Verspannungen, Nervenentzündungen, Neurosen, Schlaflosigkeit und sogar Inkontinenz.

ZUBEREITUNGEN

Den Kräutertee bereitet man in einer leichten, dreiminütigen Abkochung zu, gefolgt von einem Aufguss von ebenfalls 3 Minuten, bei ausgeschalteter Hitze und abgedecktem Topf. Geben Sie 3 Teelöffel getrocknete Blütenstände auf 1 Liter Wasser. Der balsamische Duft erinnert an Weihrauch.

Der Balsam ist ein Auszug aus den Blütenständen des Echten Johanniskrauts in Bio-Pflanzenöl.

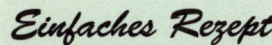

Einfaches Rezept

Dies ist das einfachste Rezept für Johanniskrautöl, auch Rotöl genannt: Legen Sie 500 g Johanniskrautblütenstände in 1 Liter Bio-Olivenöl ein, füllen Sie das Präparat in eine Glasflasche, die Sie für 4 Wochen in die Sonne stellen und täglich schütteln. Seihen Sie den Auszug durch ein sehr feines Tuch in kleine undurchsichtige 10-cl-Flaschen ab.

Seit Jahren ist Johanniskrautöl fester Bestandteil unserer Familienapotheke. Wir verwenden es für alle Kratzer, oberflächlichen Wunden, Prellungen und Verbrennungen, gegen die es Wunder wirkt.

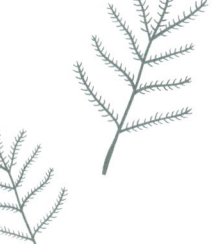

Giftigkeit und Vorsichtsmaßnahmen

Vorsicht, Echtes Johanniskraut kann manchmal zu Lichtempfindlichkeit führen. Es wird empfohlen, sich während der Anwendung nicht in die Sonne zu begeben, egal ob drinnen oder draußen. Zudem kann es die Wirksamkeit von Cholesterinsenkern, Verhütungsmitteln oder Asthmamitteln reduzieren.

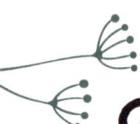

GROSSE BRENNNESSEL

Urtica dioica L.

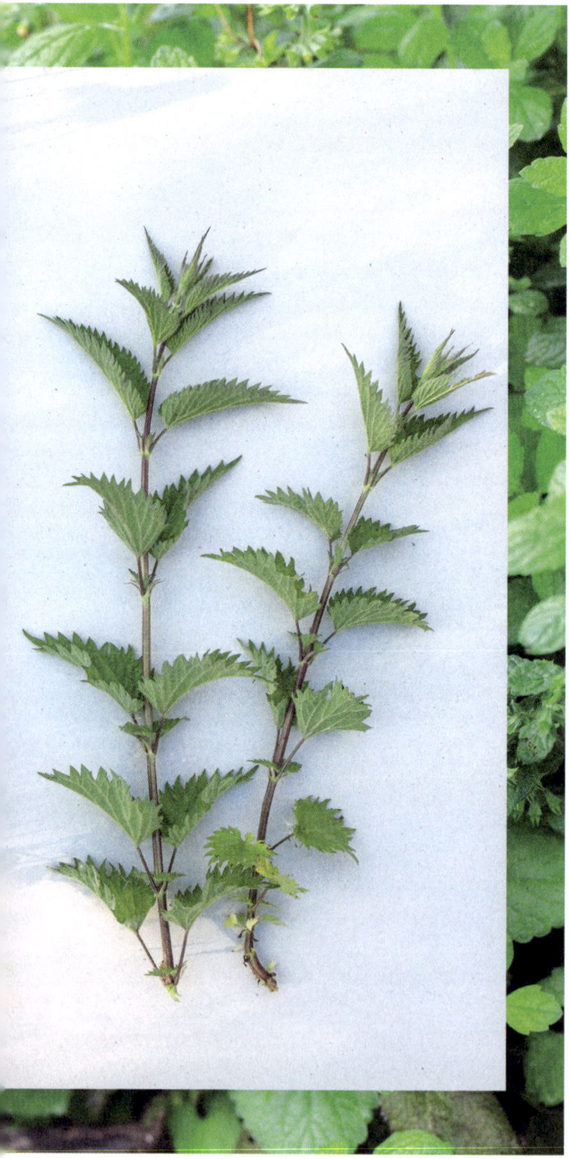

BOTANIK

Die Große Brennnessel ist eine kräftige, krautige mehrjährige Pflanze mit langer Lebensdauer. Sie kann weit über 1 m hoch werden. Die gegenständigen, gezähnten Blätter sind von einem frischen Grün und auf beiden Seiten behaart. Auch die Stängel sind mit Brennhaaren besetzt.

Die kleinen, eingeschlechtlichen grünlichen Blüten hängen in Trauben in den Blattachseln. Sie sind von Juni bis September zu sehen. Das Wurzelsystem besteht aus langen Rhizomen, über die sich die Brennnessel schnell ausbreiten kann. Die Früchte sind Achänen, die mit je einem winzigen bräunlichen bis schwärzlichen Samen gefüllt sind.

Die Brennnessel bevorzugt feuchte, nährstoffreiche Erde und Gegenden mit kultivierten Böden.

ANWENDUNGEN

Die Brennnessel findet in vielen verschiedenen Bereichen Verwendung: in der Medizin, der Landwirtschaft, als Nahrungsmittel, in der Kosmetik und sogar als Färbstoff. In der Küche eignen sich die jungen Blätter hervorragend für Suppen, Salate oder als Gemüse.

Die Blätter sind reich an Eisen und Spurenelementen. Für die innere Anwendung (als Kräutertee, Urtinktur, Kapseln oder frischer Saft) werden sie zur Stärkung und Regeneration des Energiehaushalts, bei Entzündungen der Harnwege, zur Be-

Weitere Namen: Brennnessel, Haarnessel, Hanfnessel, Scharfnessel, Tausendnessel
Familie: Brennnesselgewächse (Urticaceae)

Herkunft: Die ursprünglich aus Eurasien stammende Brennnessel ist heute in den gemäßigten Zonen aller Kontinente verbreitet.

handlung oder Vorbeugung von Nierensteinen, bei Blutarmut, Herzschwäche und Heuschnupfen eingesetzt.

Äußerlich werden die Blätter zur Behandlung von Verstauchungen, Sehnenentzündungen und Neuralgien sowie zur Linderung von arthritischen und rheumatischen Schmerzen eingesetzt. Sie sind in einigen Produkten enthalten, um Hautkrankheiten wie Ekzemen, Schuppenflechte und Akne entgegenzuwirken.

Die Wurzel wird zur Behandlung der physiologischen Folgen gutartiger Prostatavergrößerung und zur Linderung von Beschwerden beim Wasserlassen angewandt.

Die **oberirdischen Pflanzenteile** kommen in verschiedenen Formen bei Entzündungen der Nieren, der Blase und der Harnwege zum Einsatz, um vorbeugend oder lindernd gegen Nierensteine zu wirken und Rheuma zu behandeln.

Da Brennnessel auch das Haarwachstum stimuliert, wird sie in Shampoos verwendet.

ZUBEREITUNGEN
Als Aufguss oder leichte Abkochung: Bringen Sie 1 Liter Wasser zum Kochen, geben Sie 3 Teelöffel frische oder getrocknete Blätter hinzu und lassen Sie sie 3 Minuten köcheln. Lassen Sie das Präparat bei ausgeschalteter Hitze und abgedecktem Topf 3 Minuten ziehen.

Als Urtinktur: Füllen Sie eine Flasche bis zum Hals mit einer gewaschenen, in sehr kleine Stücke geschnittenen Brennnesselwurzel, die im Frühjahr oder Herbst geerntet wurde. Füllen Sie die Flasche mit 38- bis 40-prozentigem Kornbranntwein auf und legen Sie sie über 15 Tage an einen warmen Ort. Anschließend können Sie den Inhalt auspressen und abseihen.

Einfaches Rezept

In einem Fuß- oder Handbad wirkt Brennnessel gut gegen Rheuma und Gicht. Legen Sie 2 Handvoll gut gewaschene, gebürstete Wurzeln und 2 Handvoll frische oder trockene Stängel und Blätter 12 Stunden lang in 5 Liter Wasser ein. Bringen Sie den Auszug für 2 bis 3 Minuten zum Kochen. Halten Sie Ihre Füße oder Hände 20 Minuten lang in die warme Flüssigkeit.

Giftigkeit und Vorsichtsmaßnahmen

Bei Prostatabeschwerden sollten Sie vor dem Verzehr von Brennnesselwurzeln den Rat Ihres Arztes einholen.

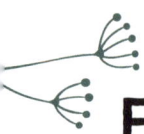

ECHTES MÄDESÜSS

Filipendula ulmaria (L.) Maxim,
Spiraea ulmaria L.

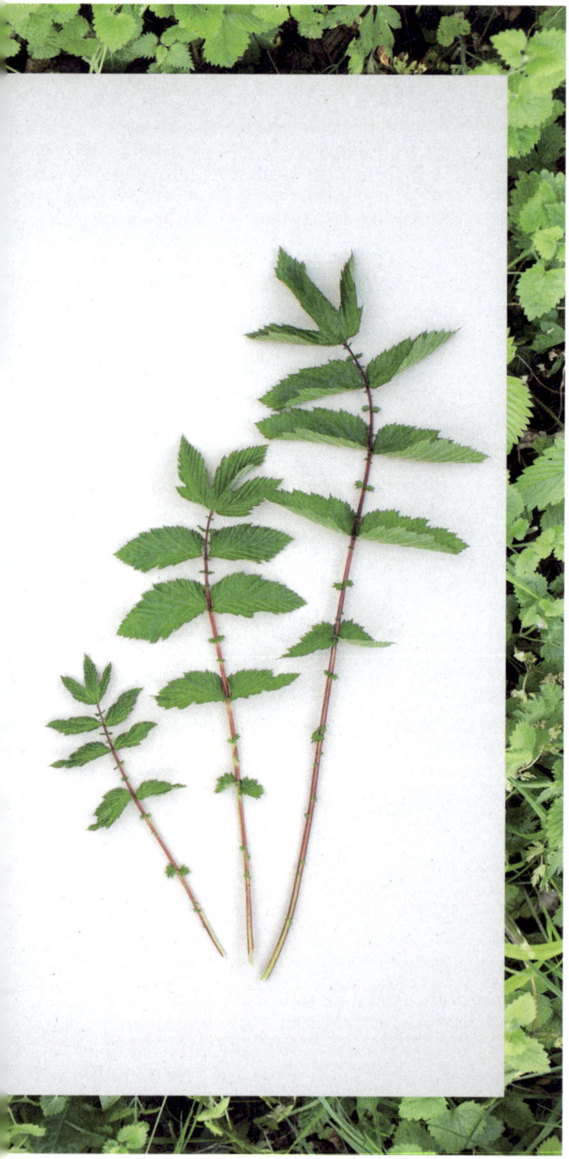

BOTANIK

Das Mädesüß ist eine 60 cm bis 1,30 m hohe, mehrjährige Pflanze mit aufrechten, starren Stängeln. Ihre Blätter sind auf der Oberseite dunkelgrün und auf der Unterseite silbrig. Sie bestehen aus fünf bis siebzehn gezähnten Fiederblättchen. Die kleinen, überaus duftenden creme-weißen Blüten stehen in unregelmäßigen Trichterrispen. Die Frucht ist zu einer unbehaarten Spirale gewunden und enthält braune Samen.

ANWENDUNGEN

Vom Mädesüß werden hauptsächlich **die Blütenstände** in Kräutertees und Urtinkturen verwendet.

Mädesüß wirkt entzündungshemmend und schmerzlindernd. Es lindert Migräne, Grippe, alle erkältungsbedingten Beschwerden, Rheuma und Gicht.

Aufgrund seiner harntreibenden Wirkung hilft es bei Blasenentzündungen, Blasen- oder Nierensteinen, Ödemen und Cellulite.

Da es verdauungsfördernd wirkt, kommt es bei Durchfall und Darmreizungen zum Einsatz.

Zur äußerlichen Anwendung kann man den Tee für Breiumschläge verwenden, um sie auf Wunden und schmerzende Gelenke zu legen.

ZUBEREITUNGEN

Mädesüßtee kann wegen der zarten Blüten nur als Aufguss zubereitet werden. Geben Sie 3 Teelöffel getrocknete Blütenstände in 1 Liter kochendes Wasser. Lassen Sie diesen wohltuenden Kräutertee 5 Minuten ziehen und seihen Sie ihn in eine Thermoskanne ab. Sein Duft ist komplex: eine Mischung aus Honig, Mandel und Pistazie mit leicht scharfer Note.

Die Urtinktur ist ein Mazerat der Pflanze in einer wässrig-alkoholischen Lösung. Sie ist in Apotheken und Drogerien erhältlich. Wählen Sie immer Produkte mit dem Bio-Siegel.

Einfaches Rezept

Um Kopfschmerzen zu lindern, bereiten Sie einen Aufguss aus Mädesüß in einer Thermoskanne zu und trinken mehrere Tassen, bis die Schmerzen vollständig verschwunden sind.

Giftigkeit und Vorsichtsmaßnahmen

Abgesehen von Aspirinallergie ist keine Giftigkeit bekannt.

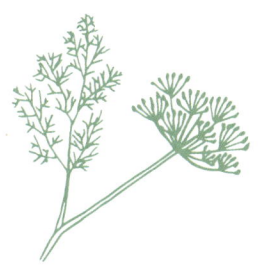

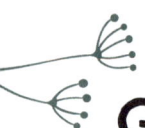

GEWÖHNLICHE ROBINIE

Robinia pseudoacacia L.

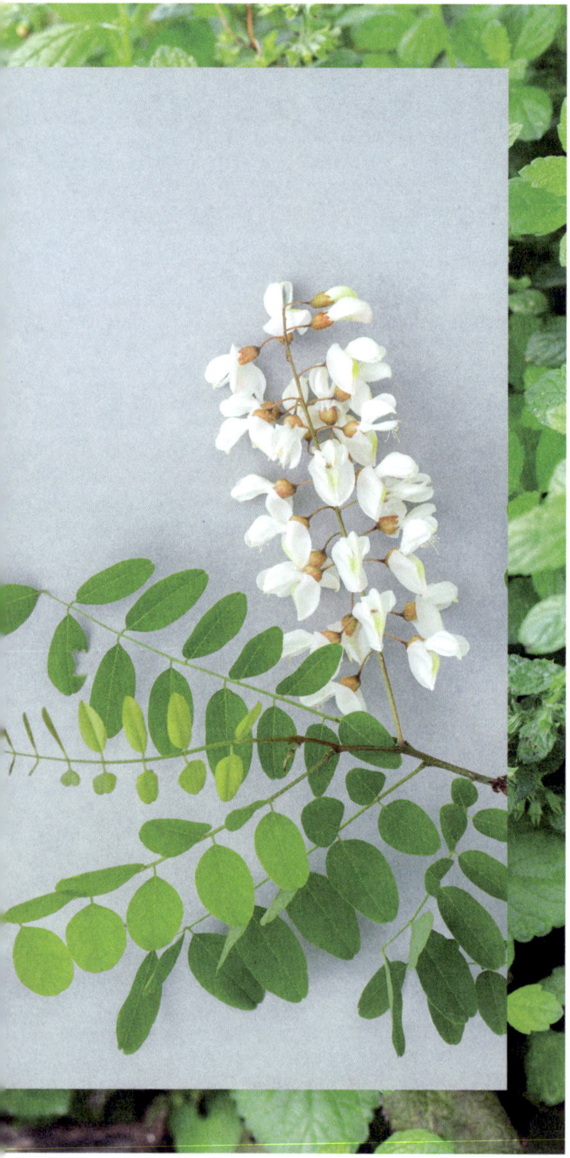

BOTANIK

Die 10 bis 30 m hohe Gewöhnliche Robinie ist ein Baum mit dickem Stamm und tief gefurchter Rinde. Ihre Zweige sind auf der Unterseite glatt. Die hellgrünen Blätter sind groß, wechselständig, ganzrandig, unpaarig, oval und haben neun bis 25 Fiederblättchen. Die beiden Nebenblätter werden zu Stacheln. Die cremeweißen Blüten verströmen einen durchdringenden Duft und bilden hängende Trauben, gefolgt von unbehaarten braunen Hülsen mit zehn bis zwölf Samen. Die kräftigen Wurzeln der Robinie wachsen flach unter dem Boden und bilden Wurzelbrut. Sie festigen die gut durchlässigen Böden, auf denen diese Bäume wachsen.

ANWENDUNGEN

Die **duftenden Blüten** der Gewöhnlichen Robinie kommen in der Parfümerie zum Einsatz und werden von Bienen zu einem der berühmtesten Frühjahrshonige verarbeitet, dem flüssigen bernsteinfarbenen Akazienhonig. Die Blüten verwendet man auch für eine Süßigkeit: Die im Juni gepflückten Blütentrauben werden in Krapfenteig getaucht und dann frittiert.

Die Blüten und die Rinde besitzen zudem wertvolle medizinische Eigenschaften.

Als Aufguss wirken **die getrockneten Blüten** adstringierend und belebend. Auch die getrockneten Blätter nimmt man als Aufguss bei säurebedingten Magenbeschwerden ein.

Weitere Namen: Robinie, Gemeine Robinie, Weiße Robinie, Falsche Akazie, Scheinakazie
Familie: Hülsenfrüchtler (Fabaceae)

Herkunft: Die Robinie ist in der Appalachenregion des östlichen Nordamerikas heimisch. Seit sie in Europa eingeführt wurde, gilt sie weithin als invasive Art.

Die Rinde ist auch für ihre abführende und Brechreiz auslösende Wirkung bekannt. Sie ist die Grundlage für das homöopathische Mittel Robinia pseudoacacia, das gegen Magenbeschwerden hilft. Es wird besonders bei saurem Aufstoßen oder Verdauungsproblemen empfohlen und lässt die meisten Symptome von Aufstoßen und saurem Aufstoßen abklingen. Zudem lindert es wiederholtes Erbrechen und Übelkeit.

ZUBEREITUNGEN

Ich verwende nur die Blüten der Gewöhnlichen Robinie, die sehr zart sind und daher vorsichtig getrocknet werden müssen. Anschließend bereite ich sie als Aufguss zu, indem ich Wasser zum Kochen bringe und sie bei ausgeschalteter Hitze und abgedecktem Topf 5 Minuten ziehen lasse. Geben Sie 3 Teelöffel Blüten auf 1 Liter Wasser.

Der Duft dieses Kräutertees erinnert an herbstliche Aromen, an einen Waldspaziergang an einem nebligen Septembermorgen. Sein Geschmack ist so süß wie der Duft der Kleeblüte, den wir als Kinder leidenschaftlich gern eingesogen haben. Sein feines Aroma legt sich wie ein duftendes Blütenblatt auf den Gaumen. Im Rachen ist der Geschmack holzig.

Einfaches Rezept

Um Robinienblütensirup herzustellen, geben Sie 150 g Blütenblätter auf 0,5 Liter kochendes Wasser mit einer halben, in Streifen geschnittenen Bio-Zitrone. Lassen Sie den Aufguss über Nacht bei ausgeschalteter Hitze und abgedecktem Topf ziehen. Am nächsten Tag seihen Sie ihn ab, pressen die Blüten aus, geben 600 g Bio-Zucker hinzu und bringen den Saft zum Kochen, bis er zu Sirup wird. Füllen Sie ihn in Flaschen um, solange er warm ist. Dieser köstliche Sirup ist verdauungsfördernd und belebend. Er sollte im Kühlschrank aufbewahrt werden.

Giftigkeit und Vorsichtsmaßnahmen

Die Wurzeln der Gewöhnlichen Robinie sind giftig. Die Rinde, die zu Brechreiz führt und abführend wirkt, ist ebenfalls giftig und sollte nicht pur eingenommen werden. Gleiches gilt für die Früchte.

ROSMARIN

Rosmarinus officinalis L.

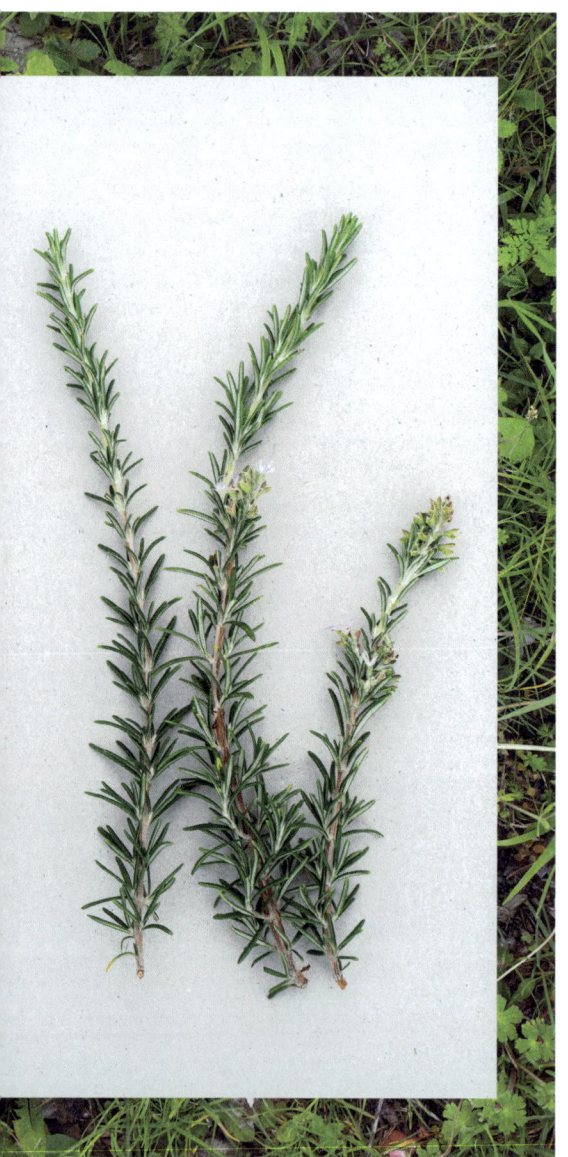

BOTANIK

Der 50 cm bis 1,50 m hohe Rosmarin ist ein Strauch mit verholzten Stängeln. Seine immergrünen, sitzenden, ganzrandigen und ledrigen Blätter sind an der Oberseite dunkelgrün und an der Unterseite weißlich. Die kleinen hellblauen Blüten stehen in Scheinquirlen in den Blattachseln.

ANWENDUNGEN

Rosmarin ist der breiten Öffentlichkeit durch seine kulinarische Verwendung als Gewürzkraut bekannt, hat aber auch viele medizinische Eigenschaften. Die **Blütenstände** werden in Form von Kräutertee, ätherischem Öl und Balsam verwendet. Als anregendes Mittel eignet sich Rosmarin für alle Organe. Insbesondere fördert er die Durchblutung des Gehirns und verbessert so die Konzentration und das Gedächtnis. Er hilft generell bei der Genesung sowie bei Überlastung, Blutarmut und Depression.

Das krampflösende Mittel beruhigt verdauungsbedingte Krämpfe (verdauungsbedingte Schmerzen, Blähungen etc.).

Als Cholekinetikum und Choleretikum regt Rosmarin zur Entfernung giftiger Elemente aus der Leber, zur Entleerung der Galle und zur Gallensekretion an, indem er Störungen der Gallenfunktion behebt.

Als antiseptisches Mittel kann er bei Bronchial- und HNO-Infektionen (Grippe, Luftröhrenentzündung etc.) eingesetzt werden.

Weitere Namen: Weihrauchkraut, Maria Reinigung, Rosmarie, Antonkraut, Meertau, Brautkraut
Familie: Lippenblütler (Lamiaceae)

Herkunft: Rosmarin stammt ursprünglich aus dem europäischen Mittelmeerraum und wird heute auf der ganzen Welt angebaut.

Rosmarin wirkt auch harntreibend. Maurice Méségué beschreibt diese Eigenschaft der Pflanze auf fast poetische Weise: »Er ist harntreibend, was seine antirheumatischen Eigenschaften erklärt, ebenso wie seine elegante Wirkungsweise gegen Gicht und seine fast fürstliche Art, Harnsteine, Nierenkoliken und Harnverhalt zu bekämpfen.«

Als wundheilendes Mittel zur äußerlichen Anwendung dient Rosmarin zur Linderung von Rheuma- und Entzündungsschmerzen (ein paar Tropfen ätherisches Öl ins Badewasser).

Einfaches Rezept

Um meine Kinder über längere Lernphasen hinweg vor Prüfungen zu unterstützen, habe ich für sie ein anregendes Getränk auf Basis von Rosmarin-Kräutertee hergestellt (nach dem obigen Rezept). Mischen Sie ihn mit Bio-Brombeersaft, von dem Sie 8 cl auf 1 Liter Kräutertee geben, und süßen Sie ihn leicht mit Honig. In jenen intensiven Phasen habe ich meinen Kindern jeden Morgen 3 Tassen davon gegeben.

ZUBEREITUNGEN

Als Kräutertee bereiten Sie eine leichte, dreiminütige Abkochung mit getrockneten Rosmarinblättern zu, die nach der Blüte gepflückt wurden (nicht mit Blütenständen, die beim Trocknen einen unansehnlichen Braunton annehmen). Darauf folgt eine Ziehzeit von gleicher Dauer bei ausgeschalteter Hitze und abgedecktem Topf. Verwenden Sie 3 Teelöffel pro 1 Liter Wasser. Seihen Sie den Kräutertee in eine Thermoskanne ab und trinken Sie ihn über den Tag verteilt.

Dieser Kräutertee verströmt einen intensiven aromatisch-pflanzlichen Duft, der an das ätherische Öl und das frische Harz eines Nadelbaums erinnert. Geschmacklich hat er die gleiche, aber subtilere Note, ölig am Anfang und etwas bitter am Ende.

Giftigkeit und Vorsichtsmaßnahmen

Halten Sie sich an die Dosen und verwenden Sie Rosmarin nicht über einen längeren Zeitraum. Für Kinder und in der Schwangerschaft wird das ätherische Öl nicht zur inneren Anwendung empfohlen.

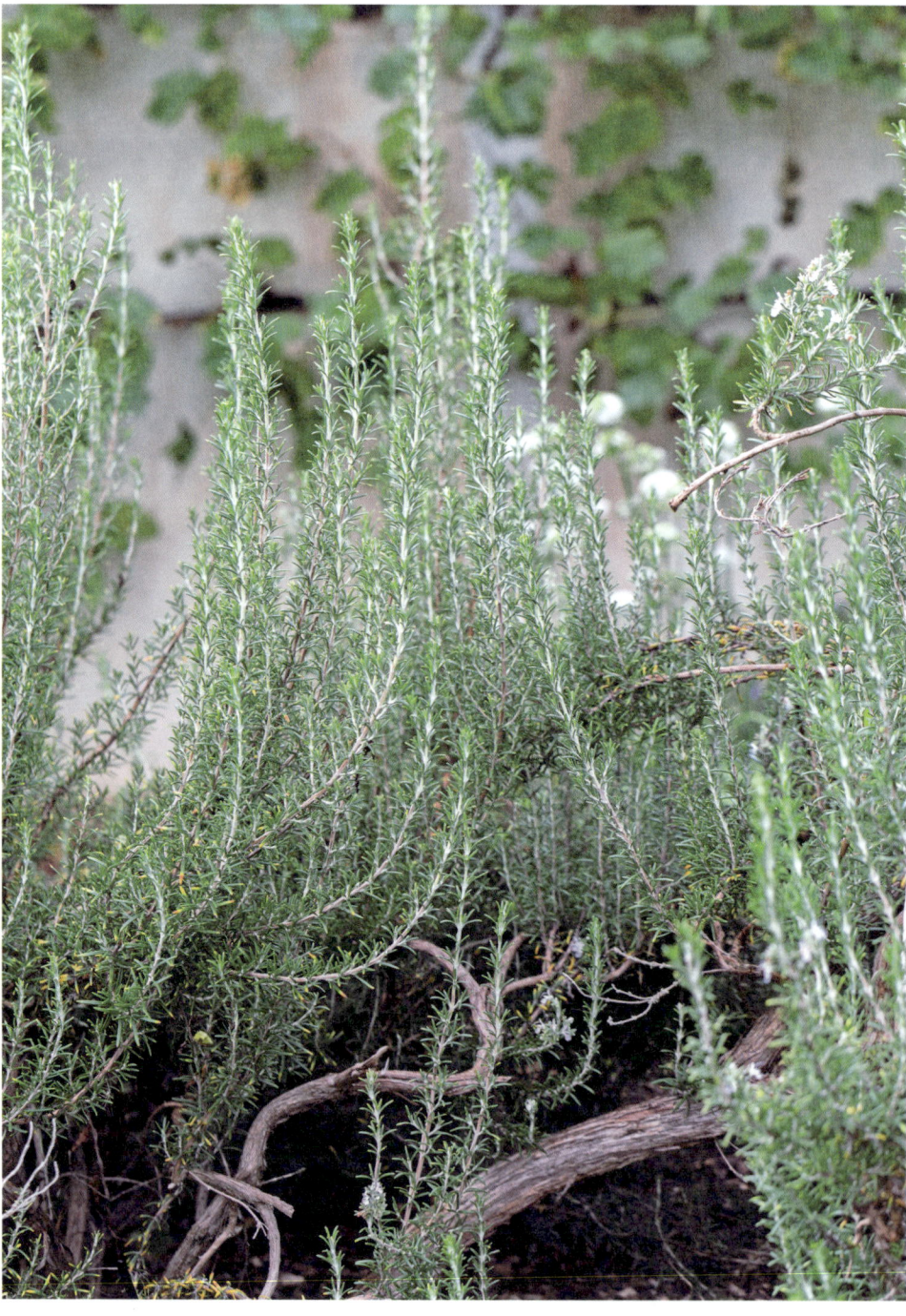

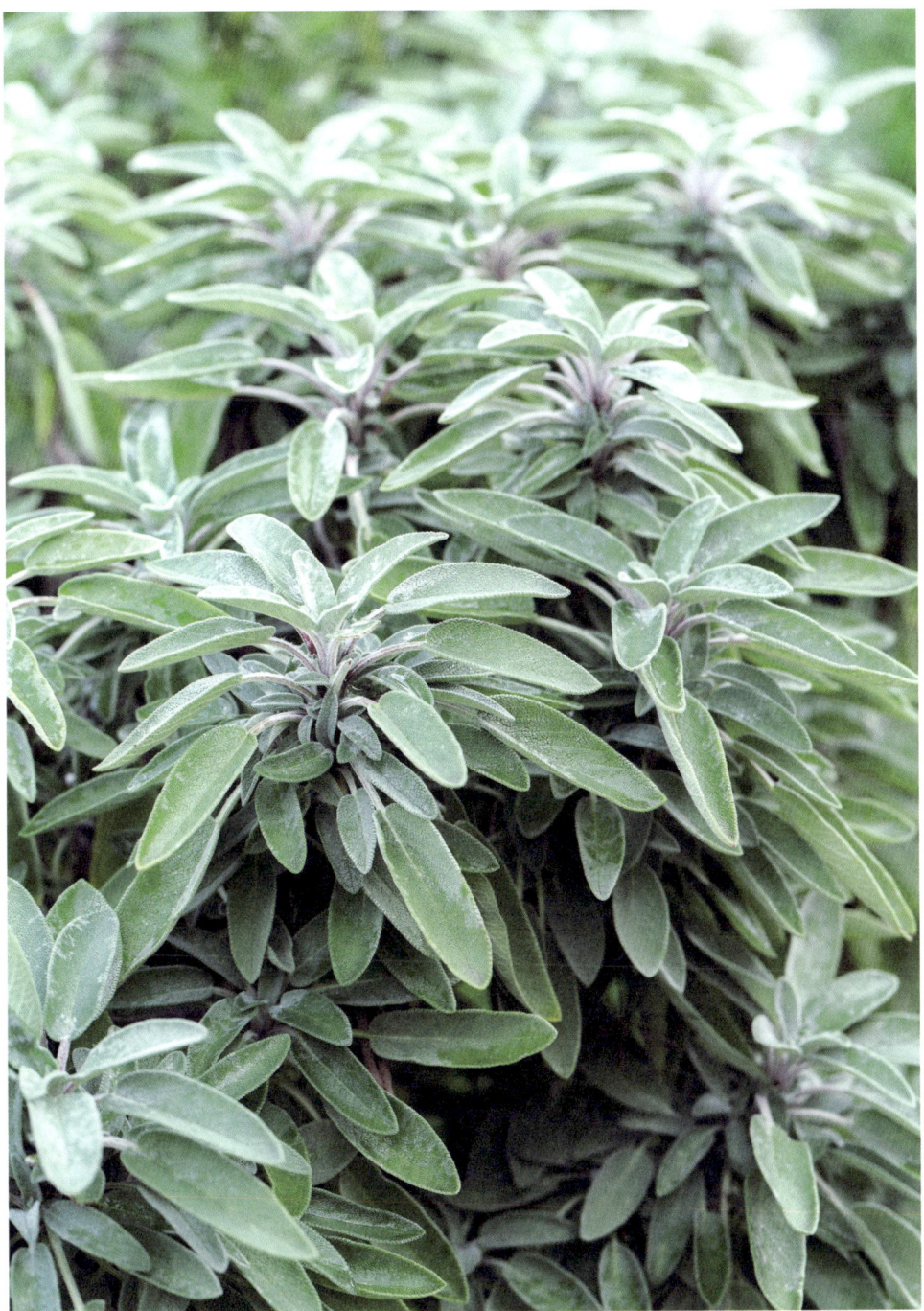

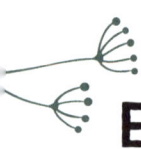

ECHTER SALBEI

Salvia officinalis L.

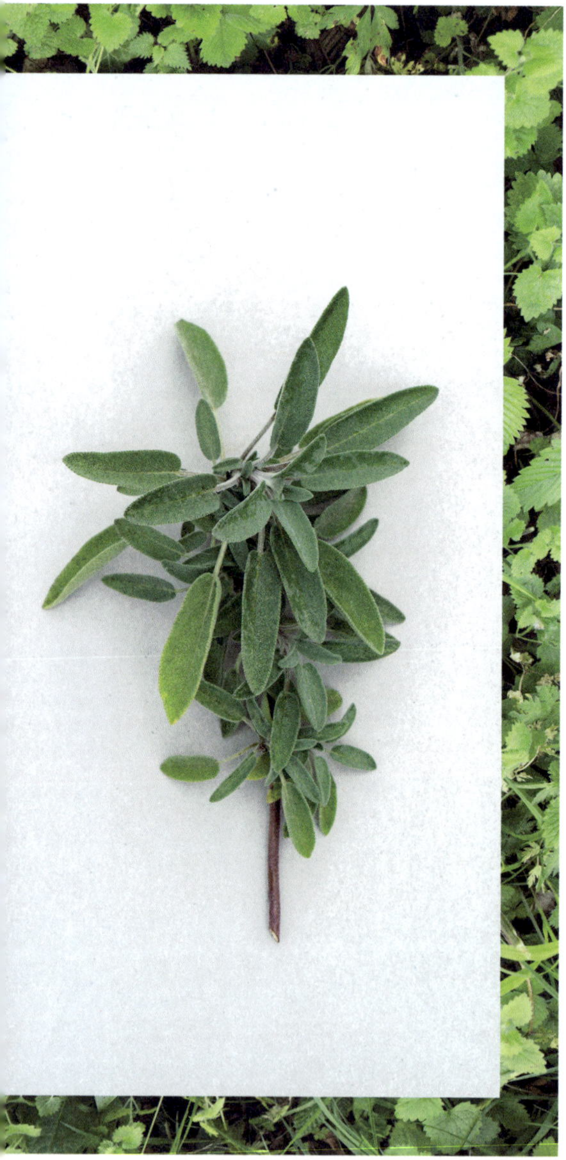

BOTANIK

Der 30 bis 70 cm hohe Salbei ist ein Halb-strauch mit vierkantigem, verzweigtem Stängel, an dem längliche, gestielte, gegenständige, graugrüne und weißfilzig behaarte Blätter wachsen. Die großen blau-violetten oder rosafarbenen Blüten sind in endständigen Ähren angeordnet.

ANWENDUNGEN

Das **Salbeiblatt** wird frisch oder getrock-net in Kräutertees, Salben und Gewürzen verwendet. Wie Lavendel und Rosmarin wirkt Salbei anregend und dient zur Lin-derung von Überanstrengung, Kraftlosig-keit, Blutarmut, Depression und generell zur Genesung.

Salbei ist das verdauungsfördernde Mittel schlechthin und hilft bei Verdau-ungsstörungen, wiederkehrendem Durch-fall, Völlegefühl, Blähungen, Gastritis und Erbrechen.

Darüber hinaus wirkt er fiebersenkend und schweißhemmend, lindert Regel-schmerzen, reguliert die Menstruation und mindert Wechseljahrsbeschwerden.

Äußerlich angewandt kann er die hart-näckigsten Geschwüre und Wunden hei-len sowie Verstauchungen, Zerrungen, Aphten und Zahnfleischentzündungen lin-dern.

Er wird auch als Gurgelwasser zur Be-kämpfung von Halsschmerzen und Angina verwendet.

Weitere Namen: Salbei, Gartensalbei, Küchensalbei oder Heilsalbei
Familie: Lippenblütler (Lamiaceae)

Herkunft: Der Echte Salbei stammt ursprünglich aus Südosteuropa.

ZUBEREITUNGEN

Der Kräutertee hat einen würzigen, leicht pfeffrigen Duft. Er ist sehr aromatisch und hinterlässt einen starken Nachgeschmack sowie eine typische bittere, harzige Note.

Bereiten Sie eine leichte, dreiminütige Abkochung in kochendem Wasser zu, gefolgt von einer dreiminütigen Ziehzeit bei ausgeschalteter Hitze und abgedecktem Topf. Seihen Sie den Kräutertee in eine Thermoskanne ab und trinken Sie ihn über den Tag verteilt. Geben Sie 3 Teelöffel der getrockneten Blätter auf 1 Liter Wasser.

Für die Verwendung **als Kompresse, Mundspülung und Gurgelwasser** sollte die Dauer der Abkochung auf 10 Minuten und die Menge auf 10 Teelöffel getrocknete Blätter pro 1 Liter Wasser erhöht werden.

Einfaches Rezept

Um Halsschmerzen zu lindern, vor allem im Zusammenhang mit Angina, bereiten Sie eine Salbeiabkochung zum Gurgeln zu, die Sie drei- bis fünfmal pro Tag anwenden.

Giftigkeit und Vorsichtsmaßnahmen

Vermeiden Sie eine längere Anwendung und Überdosierung. Salbei wird weder in der Schwangerschaft noch in der Stillzeit empfohlen. Nehmen Sie das ätherische Öl nicht ohne ärztlichen Rat ein.

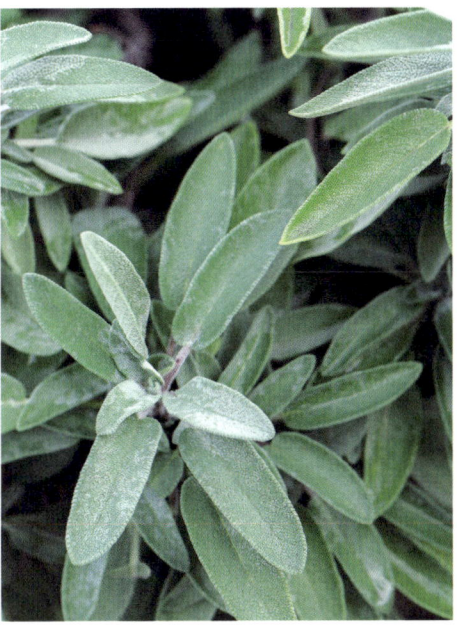

RINGELBLUME

Calendula officinalis L.

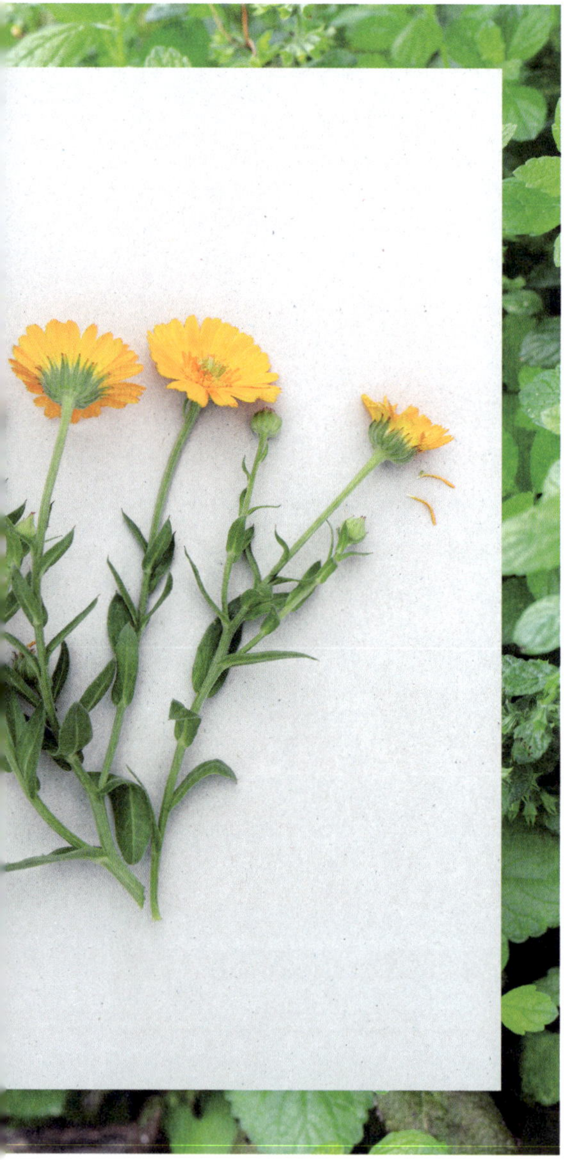

BOTANIK

Die Ringelblume ist eine 30 bis 60 cm hohe, einjährige krautige Pflanze mit einem aufrechten, behaarten, verzweigten und zylindrischen Stängel. Sie hat spatelförmige, wechselständige, gelb-grüne Blätter. Am Rand der großen orangefarbenen oder goldgelben Blütenkörbe stehen Zungenblüten.

Die Wurzel ist spindelförmig, weißlich und behaart. Die braunen Früchte haben drei Formen: hakenförmig, raupenförmig oder geflügelt.

ANWENDUNGEN

Verwendet werden die **Blütenkörbe der Ringelblume**. Sie können frisch oder getrocknet für Kräutertees, Breiumschläge, Salben, Öle oder Urtinkturen verwendet werden.

Für die äußerliche Anwendung gilt die Ringelblume als eines der besten europäischen Wundheilmittel.

Als Salbe oder Öl wird sie bei Hautentzündungen, Schnitten, Schürfwunden, Verbrennungen, Sonnenbrand, Fisteln, Windelausschlägen, aufgesprungener Haut und Krampfadern angewandt.

Der Kräutertee wird zur Linderung von Entzündungen des Verdauungstrakts und Gastritis empfohlen. Seine entschlackenden Eigenschaften dienen zur Regulierung der Leber und der Gallenblase. Er reguliert auch den Menstruationszyklus und lindert Regelschmerzen.

Weitere Namen: Gartenringelblume, Gold-
blume, Goldrose, Studentenblume, Sonn-
wendblume, Totenblume

Familie: Korbblütler (Asteraceae)
Herkunft: Die Ringelblume stammt ursprünglich aus dem Mittelmeerraum.

ZUBEREITUNGEN

Als Kräutertee, Urtinktur, Kompresse, Öl
oder Salbe.

Als Kräutertee bereiten Sie eine leichte
Abkochung zu. Geben Sie 3 Teelöffel getrocknete Blütenkörbe in 1 Liter kochendes Wasser, lassen Sie sie 3 Minuten köcheln und dann bei ausgeschalteter Hitze
und abgedecktem Topf weitere 3 Minuten
ziehen. Seihen Sie den Kräutertee in eine
Thermoskanne ab und trinken Sie ihn
nach Belieben über den Tag verteilt. Er hat
einen süßen, pollenartigen Duft, aber sein
Geschmack ist leicht säuerlich.

Für den Breiumschlag verwendet
man die frischen oder getrockneten Blütenkörbe und die getrockneten Blätter, die
man zerkleinert und als Abkochung zubereitet. Lassen Sie sie abkühlen, bevor
Sie eine sterile Kompresse damit tränken
und etwa 10 Minuten auf die Wunden
legen. Wiederholen Sie diesen Vorgang
mehrmals am Tag.

Eine Ringelblumentinktur wird gewonnen, indem man frische, zusammen-
gedrückte Blüten mit 40-prozentigem Alkohol übergießt, der etwa dem Dreifachen
ihres Volumens entspricht. Legen Sie die
Blüten 10 Tage lang ein. Pressen Sie anschließend die gesamte Flüssigkeit aus
den Blüten und seihen Sie das Präparat in
eine dunkle Flasche ab, die Sie kühl und
lichtgeschützt lagern.

Einfaches Rezept

Erhitzen Sie 350 g fein gehackte, frische
Blütenkörbe über 10 Minuten sachte in 1
Liter reinem Bio-Olivenöl, ohne es zum Kochen zu bringen. Anschließend muss die
Mischung über 12 Stunden in einem ge-
schlossenen Gefäß ruhen. Um das Präparat
zum Abseihen flüssiger zu machen, erhitzen Sie es vorsichtig. Sobald es flüssig ist,
pressen Sie es durch ein Leinentuch aus
und gießen den gewonnenen Saft in undurchsichtige Flaschen. Dieses Ringelblu-
menöl dient zur Heilung leichter Wunden
und lindert Insektenstiche.

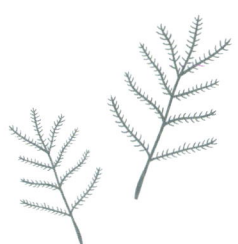

Giftigkeit und Vorsichtsmaßnahmen

Für die äußerliche Anwendung ist keine
Giftigkeit bekannt. Ringelblumentee wird
weder in der Schwangerschaft noch in der
Stillzeit empfohlen.

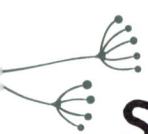

SCHWARZER HOLUNDER

Sambucus nigra L.

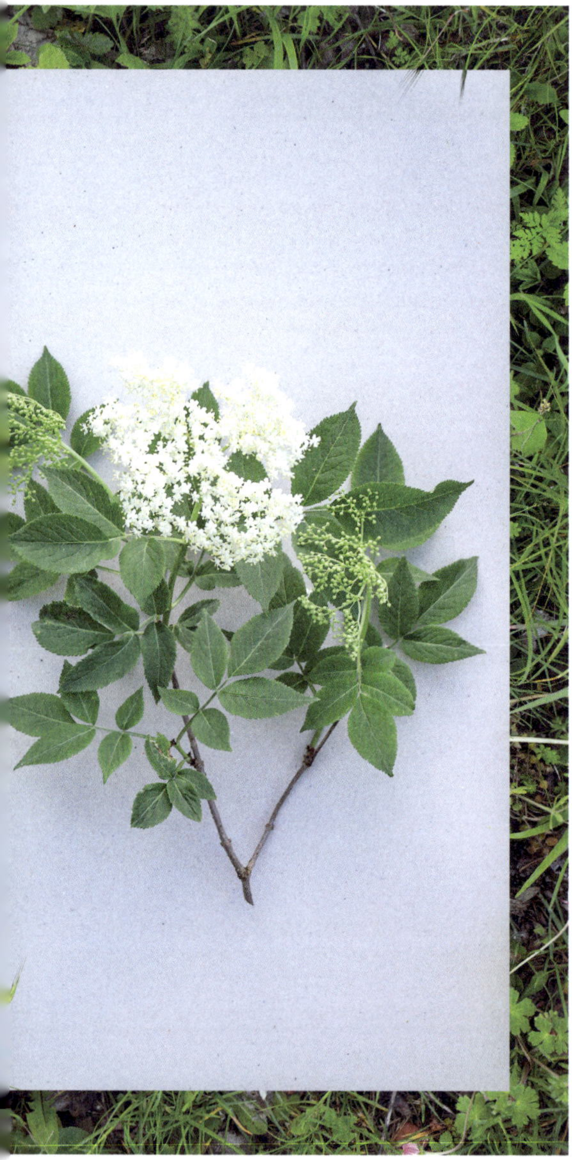

BOTANIK

Der Holunder ist ein Baum, der 6 oder 7 m hoch werden kann. Seine großen Blätter bestehen aus fünf bis sieben ovalen, gezähnten Fiederblättchen. Seine kleinen cremeweißen Blüten stehen in Doldenrispen zusammen. Die Früchte, kleine, runde schwarze Beeren, enthalten einen violetten Saft.

ANWENDUNGEN

Holunder wird traditionell in Form von Marmelade und Sirup verwendet, doch auf dem Land ist er eine beliebte Heilpflanze, von der alle Teile für medizinische Zwecke nutzbar sind.

Die frischen, getrockneten, zu Marmelade und mancherorts zu Tinkturen verarbeiteten **Beeren** haben eine abführende Wirkung.

Als Abkochung wirken **die getrockneten oder frischen Blätte**r entschlackend, harn- und schweißtreibend.

Für die äußerliche Anwendung dienen **die Blätter** zur Behandlung von Hautkrankheiten.

Als Aufguss wirken die **getrockneten Blüten** gegen Husten, Erkältungen und Grippe. Sie erhöhen die Abwehrkräfte bei Infektionen und regen die Schweißbildung an. Sie sind auch antirheumatisch, da sie die Ausscheidung von Giftstoffen anregen.

Weitere Namen: Holder, Hollerbusch, Holler, Schwarzer Flieder, Fliederbeeren
Familie: Moschuskrautgewächse (Adoxaceae)

Herkunft: Der ursprünglich in Europa und Nordafrika heimische Schwarze Holunder wächst heute überall außer in Trockengebieten.

Äußerlich als Kompresse angewandt eignen sich die Blüten zur Behandlung von Bindehautentzündung, Erfrierungen und Erysipelen. Sie wirken auch unterstützend bei Schlankheitskuren.

Aufgrund ihrer harntreibenden und leicht abführenden Wirkung verwendet man **die grüne Rinde**, die unter der grauen Außenrinde liegt, als Abkochung.

Die Wurzel wird seltener genutzt, da ihre zweite Rinde entfernt werden muss. Ihre Anwendungsbereiche stimmen mit denen der Blüten überein.

In der chinesischen Medizin unterstützen die **Blätter, Stängel** und **Wurzeln** die Heilung von Knochenbrüchen und lindern Muskelkrämpfe.

ZUBEREITUNGEN

Da die Blüten sehr zart sind, werden Sie als **Kräutertee** in Form eines fünfminütigen Aufgusses zubereitet. Die Blätter, die Rinde und die Wurzeln eignen sich für eine zehnminütige Abkochung. Der Aufguss der Blüten hat einen sehr angenehmen Geschmack.

Einfaches Rezept

Bei Erkältungen, Nasenschleimhaut- oder Nasennebenhöhlenentzündungen von Kindern ist ein Aufguss aus Holunderblüten, Lindenblütenständen und Fenchelblättern ein bewährtes Rezept.

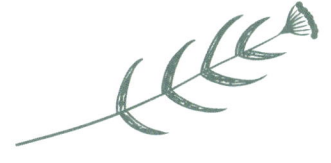

Giftigkeit und Vorsichtsmaßnahmen

Vorsicht, der Verzehr von rohen Holunderfrüchten und -blättern kann zu Übelkeit und Erbrechen führen.

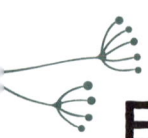

ECHTER THYMIAN

Thymus vulgaris L.

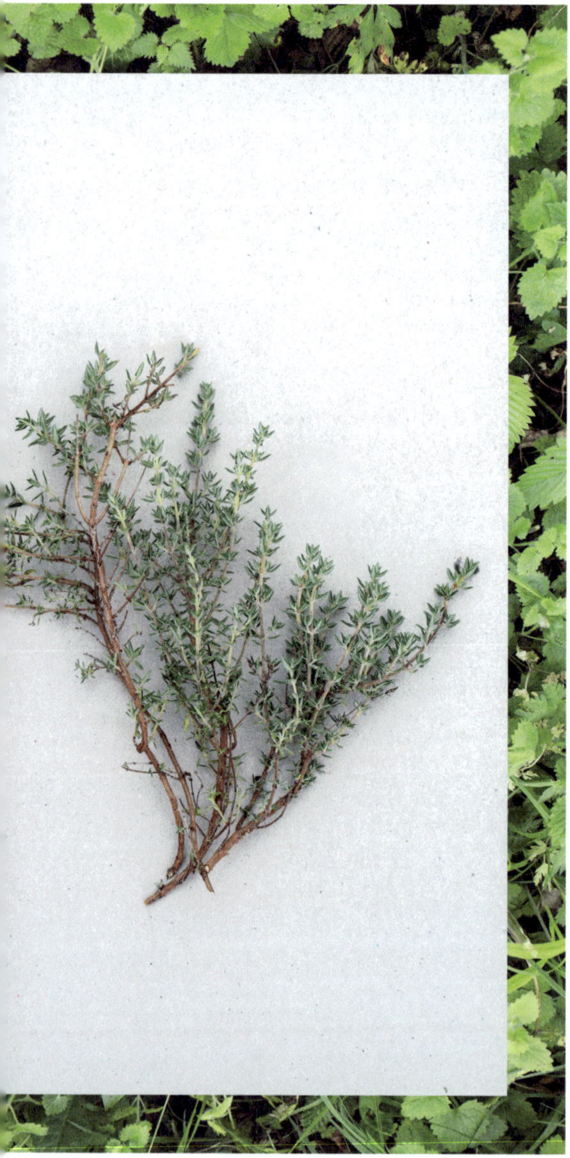

BOTANIK

Der 10 bis 30 cm hohe Thymian ist ein kleiner, mehrjähriger Halbstrauch und sehr aromatisch. Er hat verholzte Stängel, und seine hellgrünen Blätter sind klein, ledrig und lanzettlich. Thymian bildet zwei Arten von rosafarbenen oder weißlichen Blüten: Die einen sind zwittrig, haben vier Staubblätter und zwei Narben, und die anderen weisen keine Staubblätter auf. Die Einzelpflanzen tragen je nur einen Blütentyp.

ANWENDUNGEN

Thymian ist schon pur eine richtige Heilpflanze. Aufgrund seiner verdauungsfördernden Wirkung geben die Menschen ihn seit jeher als Gewürz in viele kulinarische Kreationen. Seine **oberirdischen, frischen oder getrockneten Teile** werden zu Kräutertee und Likör verarbeitet und können als Breiumschlag verwendet werden. Neben seinen verdauungsfördernden Eigenschaften, die auch Gallenblasenschwäche lindern und den Appetit anregen, ist Thymian ein starkes Antiseptikum, das bei Bronchitis, Erkältungen, Husten, Grippe und Halsentzündungen wirkt.

Als Badezusatz ist er ein stärkendes Mittel für den Körper, das bei Müdigkeit und Stress beruhigend wirkt.

Als Breiumschlag heilt Thymian Wunden und lindert rheumatische Schmerzen.

Er kommt auch als Hustenstiller für Kinder zum Einsatz.

Weitere Namen: Römischer Quendel, Kuttel-kraut, Gartenthymian
Familie: Lippenblütler (Lamiaceae)

Herkunft: Thymian wächst reichlich in Spanien, Italien und im Südosten Frankreichs bis zu den Cevennen. Heute wird er in allen Teilen der Welt angebaut.

ZUBEREITUNGEN

Für den Kräutertee bereiten Sie eine leichte Abkochung zu. Geben Sie 3 Teelöffel Thymian in 1 Liter kochendes Wasser und lassen Sie es 3 Minuten köcheln. Lassen Sie den Kräutertee bei ausgeschalteter Hitze und abgedecktem Topf weitere 3 Minuten ziehen, seihen Sie ihn dann in eine Thermoskanne ab und trinken Sie ihn über den Tag verteilt. Der Duft von Thymiantee ist frisch und holzig.

Giftigkeit und Vorsichtsmaßnahmen

Vermeiden Sie eine längere Anwendung und Überdosierung. Thymian wird weder in der Schwangerschaft noch in der Stillzeit noch für sehr kleine Kinder empfohlen.

Einfaches Rezept

Zur Vorbeugung und Heilung von Atemwegserkrankungen wie Erkältungen, Bronchitis und Grippe bereiten Sie eine Thymianabkochung mit Zitronensaft und Honig zu. Geben Sie die Schale der Zitrone, die natürlich biologisch sein sollte, in den Absud, fügen Sie dann den Zitronensaft und einen Esslöffel Honig hinzu. Wenn Sie diesen Kräutertee 3 Tage lang über den Tag verteilt trinken, sollten die Symptome abklingen.

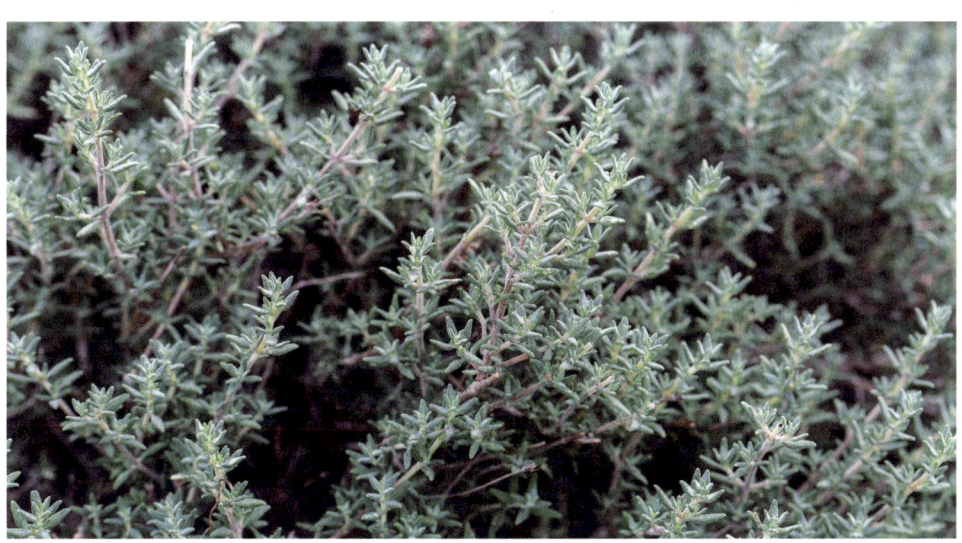

ECHTER BALDRIAN

Valeriana officinalis L.

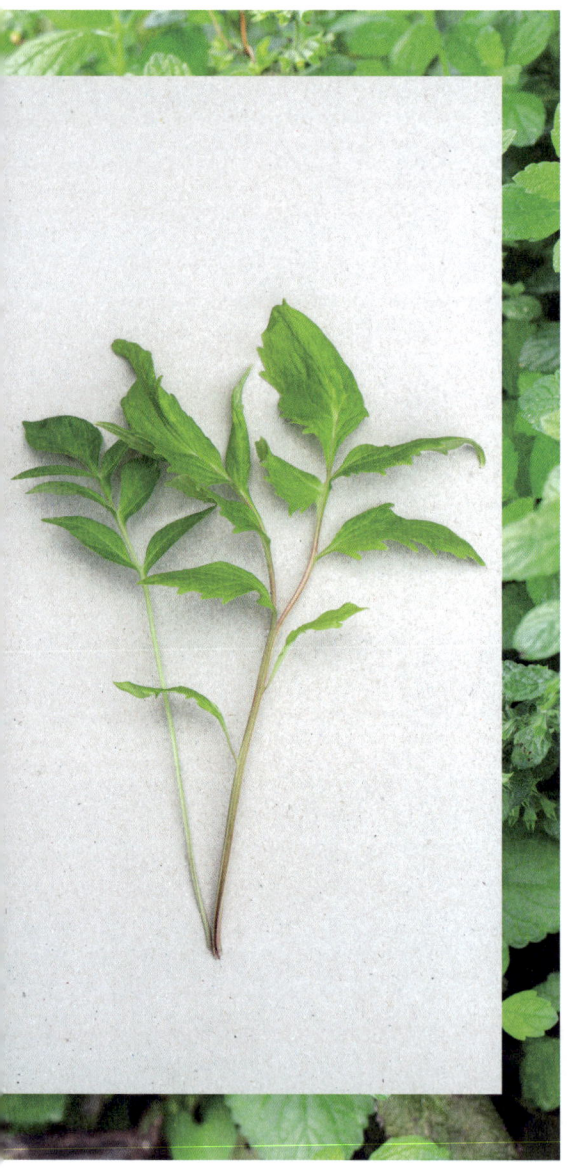

BOTANIK

Baldrian ist eine große und kräftige mehrjährige Pflanze, die einen durchdringenden, nicht sehr angenehmen Duft verströmt. Ab Ende Mai bildet sie hohe Stängel aus, die zwischen 60 cm und 1,50 m hoch werden können. Später tragen sie weiße oder hellrosa Blüten, die in kompakten Blütenständen angeordnet sind. Die zahlreichen kleinen Samen sind bräunlich. Die Wurzel ist ein horizontales, stark verzweigtes Rhizom, das aus mehreren weißen Seitenwurzeln besteht.

ANWENDUNGEN

Die getrocknete, in kleine Stücke geschnittene **Baldrianwurzel** wird als Kräutertee zubereitet und galt als wirksamstes Beruhigungsmittel, bevor die chemischen Tranquilizer entwickelt wurden.

Auch heute noch wird Baldrianwurzel zur Behandlung von nervöser Unruhe, Angstzuständen und Schlafstörungen angewandt und wirkt im Wesentlichen sedativ und beruhigend. Aus diesem Grund wird sie auch »pflanzliches Valium« genannt.

Sie dient zudem zur Verdauungsförderung, zur Beruhigung von Magen-Darm-Schmerzen, Migräne, Kopfschmerzen, Schüttelkrämpfen und Neuralgien.

Häufig kommt sie in der Homöopathie und Aromatherapie zum Einsatz.

Weitere Namen: Großer Baldrian, Katzen-
kraut, Hexenkraut, Augenwurzel
Familie: Geißblattgewächse (Caprifoliaceae)

Herkunft: Baldrian ist in Europa und Nord-
asien heimisch. Es gibt fast 200 Arten. Es
wächst überall auf der Welt auf offenen oder
halbschattigen Flächen.

Die Blüten werden seltener verwendet,
da sie über weniger hoch konzentrierte
Wirkstoffe verfügen. Man macht daraus
ein Elixier, das bei starkem Stress in Verbindung mit Schlaflosigkeit empfohlen
wird.

Sie werden im Garten bei der Düngung
als Pflanzentonikum eingesetzt und sollen
die Pflanzen zur Blüte anregen.

Der Blütensaft von Baldrian dient
auch als biodynamisches Präparat, das
den Zersetzungsprozess von Kompost fördert oder als Blattspray zum Schutz der
Pflanzen vor Spät- oder Frühfrost verwendet wird.

In Anatolien werden Baldrianblüten als
Gewürz verwendet. Wegen seines Ge-
schmacks wird ätherisches Baldrianöl in
Lebensmitteln und verschiedenen Geträn-
ken sowie in der Parfümerie eingesetzt.

ZUBEREITUNGEN

Der Kräutertee aus Baldrianwurzel
wird als dreiminütige Abkochung zubereitet. Geben Sie 3 Teelöffel in 1 Liter kochendes Wasser. Nach der Abkochung folgt
eine dreiminütige Ziehzeit bei ausgeschalteter Hitze und abgedecktem Topf. Seihen
Sie den Tee in eine Thermoskanne ab.

Einfaches Rezept

In unserer modernen Welt kommt es häufig
zu stressbedingten Erkrankungen. Um diese zu lindern wird empfohlen, Baldrianwurzel in einem Kräutertee mit Melisse und
Passionsblume zu mischen. Geben Sie
1 Teelöffel von jeder Pflanze in 1 Liter Wasser und bereiten Sie eine Abkochung zu.

Sie können auch die gleiche Pflanzenmi-
schung als Urtinktur zubereiten. Geben Sie
200 g getrocknete Pflanzen in ein Glasgefäß
und füllen Sie es mit einem Liter 40- bis
60-prozentigen Alkohol auf (z. B. Rum, der
die Bitterkeit der Pflanzen reduziert). Ver-
schließen Sie den Behälter und schütteln
Sie ihn 2 Minuten lang kräftig. Lassen Sie
ihn anschließend 14 Tage an einem kühlen,
lichtgeschützten Ort stehen. Schütteln Sie
das Präparat täglich. Gießen Sie es in eine
mit einem Stoff aus Nylontüll ausgelegte
Presse. Drücken Sie den Saft vorsichtig aus
und füllen Sie ihn in eine getönte Glasflasche. Nehmen Sie maximal 20 Tropfen davon zweimal am Tag in einem Glas Wasser
oder Fruchtsaft ein.

Giftigkeit und Vorsichtsmaßnahmen

Obwohl bisher keine Giftigkeit bekannt ist,
wird Baldrian weder in der Schwangerschaft noch in der Stillzeit empfohlen.

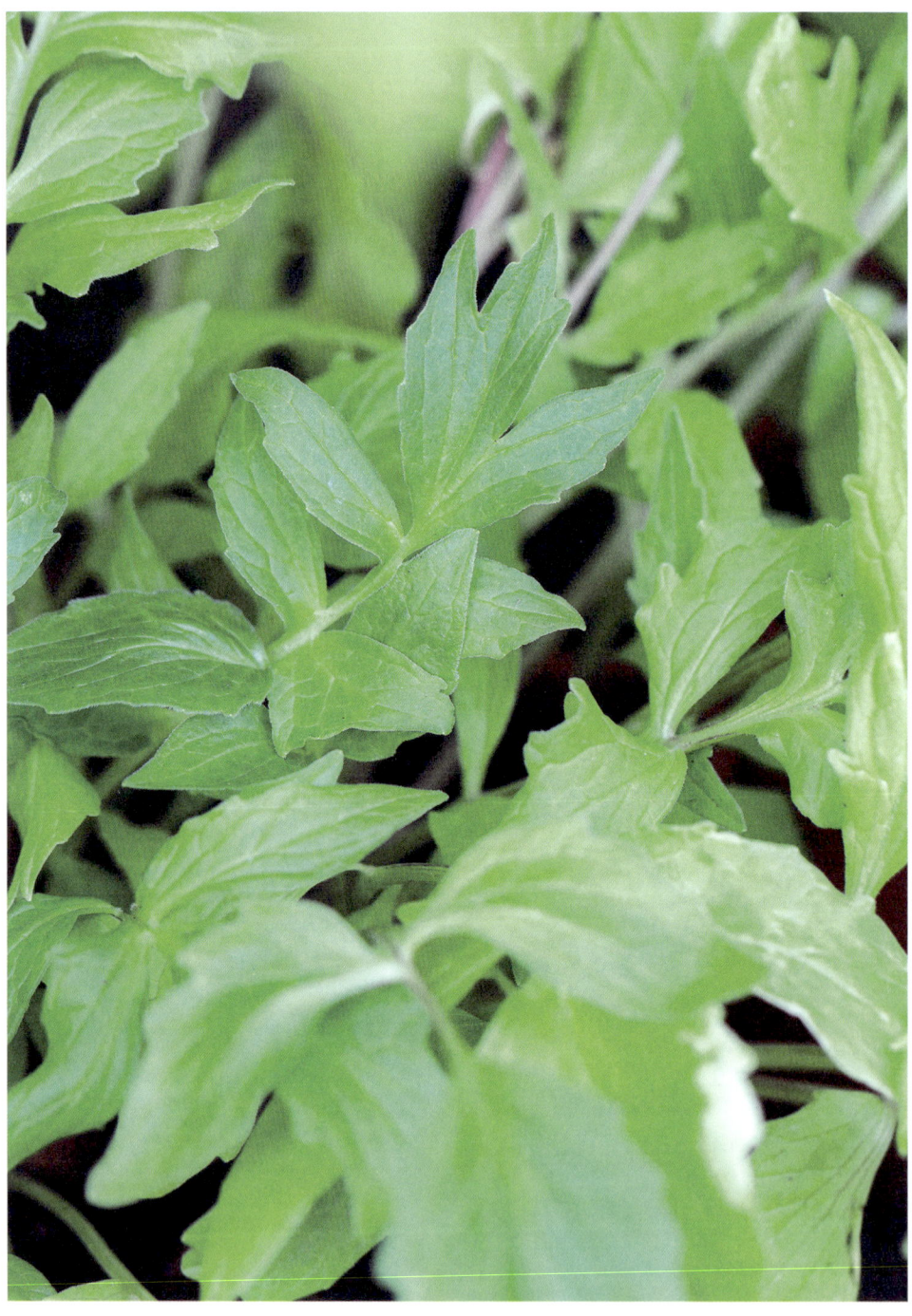

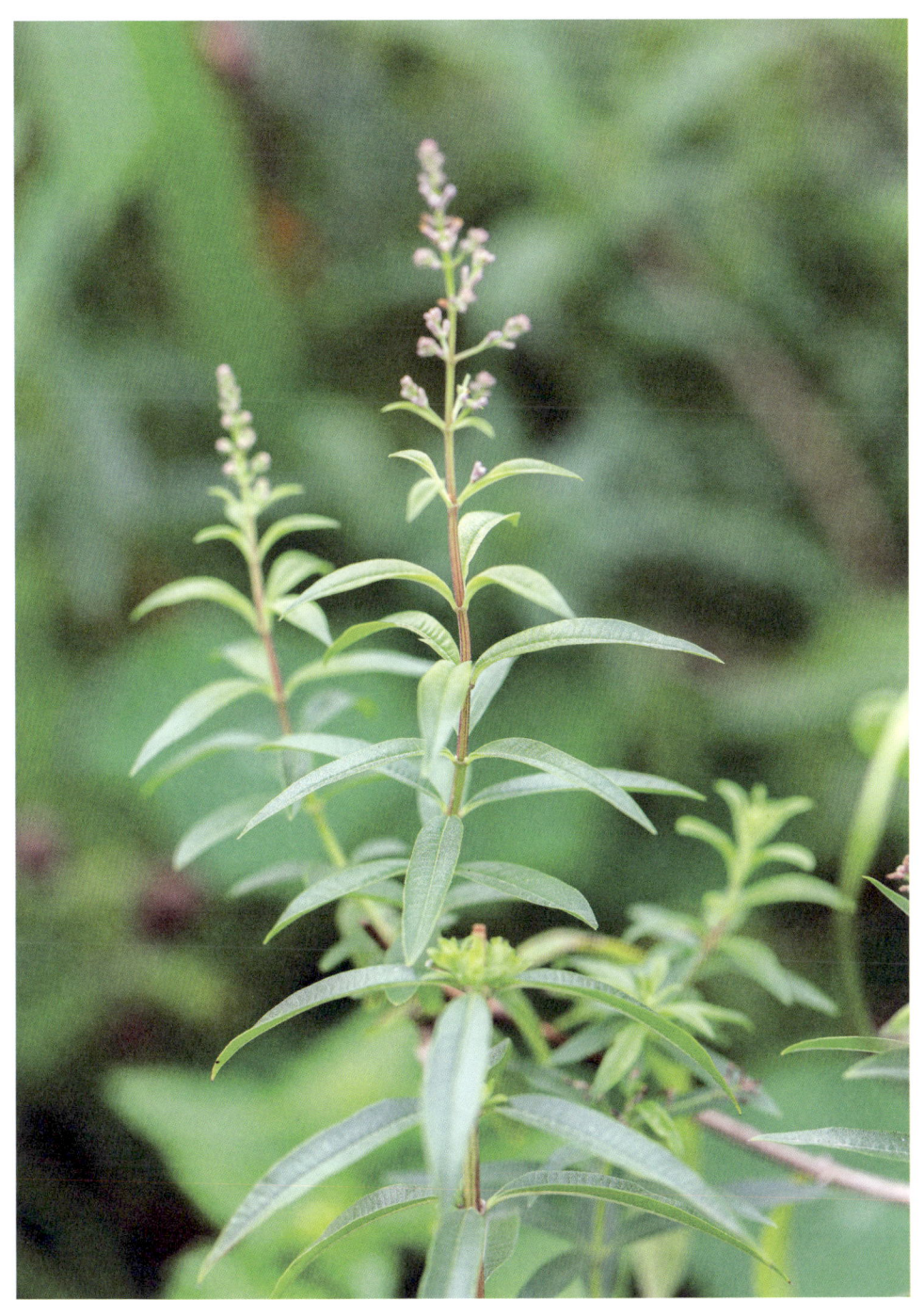

ZITRONENSTRAUCH

Aloysia citrodora Paláu

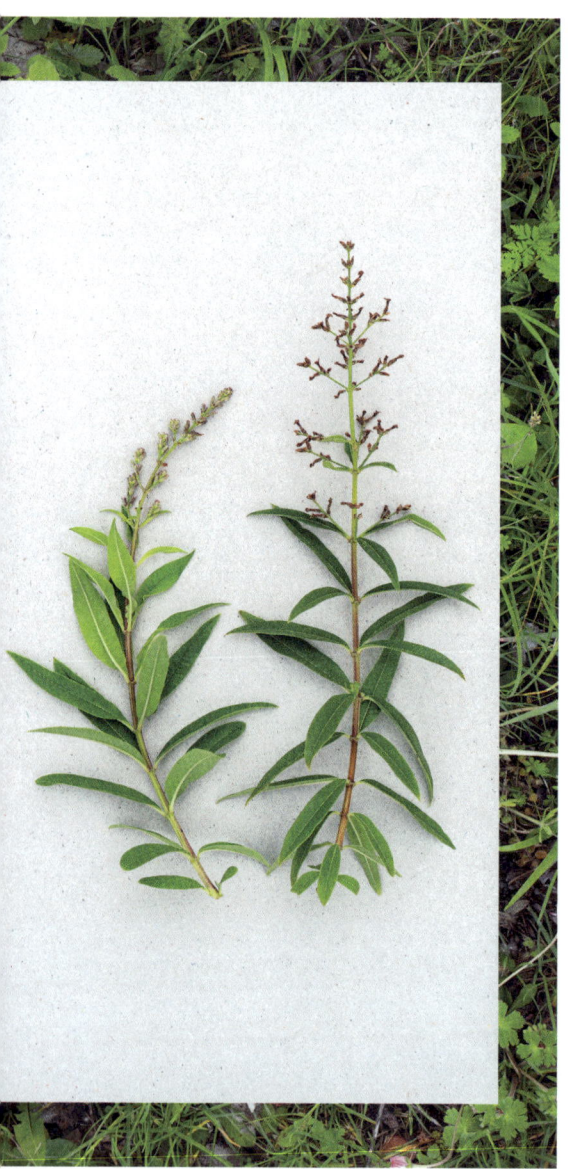

BOTANIK

Der 50 cm bis 2 m hohe Zitronenstrauch ist ein Strauch mit einem kantigen, gerippten, verzweigten Stängel. Die hellgrünen Blätter sind lanzettlich, gegenständig und kurzstielig. Die vielen kleinen rosa-violetten oder weißen Blüten sind in endständigen Ähren angeordnet. Bei der Frucht handelt es sich um eine kleine, fleischige Steinfrucht.

ANWENDUNGEN

Das Blatt des Zitronenstrauchs wird meist getrocknet in Kräutertee verwendet. Es verfügt über zahlreiche Heileigenschaften. Als stimulierendes und anregendes Mittel wird Zitronenstrauch bei Depression, Neurasthenie und Apathie empfohlen.

Als krampflösendes Mittel hilft er bei Herzklopfen, Magenkrämpfen und Asthma.

Dank der verdauungsfördernden Wirkung lindert er Verdauungsprobleme, Blähungen und Sodbrennen.

Als Beruhigungsmittel dient er zur Linderung von Magenschmerzen und zur Regulierung von Schlafstörungen. Als durchblutungsförderndes Mittel wird er bei schweren Beinen und Hämorrhoiden empfohlen. Zitronenstrauch wirkt auch wundheilend und seine gekochten Blätter werden als Kompresse zur Behandlung von Akne, zur Wundheilung, zur Linderung von Kopfschmerzen und bei Krampfadergeschwüren angewandt.

Weitere Namen: Zitronenduftstrauch, Zitronenverbene, Duftende Verbene
Familie: Eisenkrautgewächse (Verbenaceae)

Herkunft: Der ursprünglich aus Peru stammende Zitronenstrauch wurde erst Ende des 18. Jahrhunderts in Europa eingeführt.

ZUBEREITUNGEN

Bereiten Sie als Kräutertee eine leichte, dreiminütige Abkochung aus getrockneten Blättern des Zitronenstrauchs zu, gefolgt von einer Ziehzeit von gleicher Dauer bei ausgeschalteter Hitze und abgedecktem Topf. Geben Sie 3 Teelöffel Blätter in 1 Liter Wasser.

Der Geschmack dieses Kräutertees ist sehr fruchtig. Eine Tasse Zitronenstrauchtee bietet sich auch als leckeres Dessert an.

Einfaches Rezept

Zur Linderung von Verdauungsproblemen und Blähungen bereiten Sie nach dem obigen Rezept eine Mischung aus Zitronenstrauch, Salbei und schwarzen Johannisbeerblättern als Kräutertee zu. Geben Sie 1 Teelöffel von jeder Pflanze in 1 Liter Wasser. Während einer neuntägigen Kur trinken Sie den Kräutertee mehrmals am Tag.

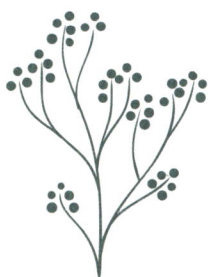

Giftigkeit und Vorsichtsmaßnahmen

Bei Überdosierung oder zu langer Anwendung kann Zitronenstrauch Magenreizungen verursachen.

ERNTEN UND TROCKNEN

ERNTEN

Bei der Ernte von Heilpflanzen muss man vorsichtig vorgehen. Zunächst sollte man wissen, welche Pflanzenteile man ernten möchte, da sich diese bei den einzelnen Pflanzen unterscheiden.

Der Saft zirkuliert im Inneren der Pflanze. Er steigt und fällt im Lauf des Tages, daher sollte man je nach gesammeltem Pflanzenteil auf den Zeitpunkt der Ernte achten, um die meisten Wirkstoffe aus der Pflanze herauszuholen. Die Ernte sollte nur bei trockenem Wetter, an sehr sonnigen Tagen und nach dem Morgentau erfolgen.

Die Blätter werden am Morgen geschnitten. Wenn sie getrocknet werden sollen, sind sie schnell zum Trocknungsort zu bringen, um Gärungsprozesse zu vermeiden.

Die Blüten werden zu Beginn der Blütezeit und die Blütenstände zur Mittagszeit gepflückt, nachdem sie in der Sonne gestanden haben. Die Wurzeln wiederum werden ganz früh am Morgen oder am Abend vor Einbruch der Dunkelheit gesammelt.

TROCKNEN

Am besten trocknet man die Pflanze immer an einem **lichtgeschützten, luftigen, trockenen Ort** mit gutem Luftzug. Es sollte nicht wärmer als 35 °C sein. Dank einer schonenden Trocknung behält die Pflanze ihre Farbe, ihren Geruch und ihre Form bei – die Kriterien für eine Pflanze mit hohem Wirkstoffgehalt.

Um Gärungsprozesse zu verhindern, sollte die Ernte in einer dünnen, gleich-mäßigen Schicht auf einem Kräutertrockner ausgebreitet werden.

Die schwer zu trocknenden oberirdischen Teile, Blütenstände und Stängel, versorgen die Blätter und Blüten während des Trocknens weiterhin mit Wasser. Schneiden Sie die Pflanze in 1 oder 2 cm große Stücke oder trennen Sie die Blätter und Blüten von den Stängeln ab, damit die Pflanze schneller trocknet.

Die Wurzeln werden entweder gebürstet oder vorsichtig gewaschen und dann geschnitten.

Woher weiß man, ob die Pflanze ganz trocken ist?

Wenn Sie die Pflanze mit den Fingerspitzen einritzen, sollte sie sich nicht feucht anfühlen, sondern leicht zerbröseln. Eine trockene Pflanze enthält noch 10 bis 12 % Wasser, im Vergleich zu 40 bis 80 % im frischen Zustand.

Eine andere, schon im Altertum bekannte Methode des Trocknens besteht darin, aus den Pflanzen Sträuße zu binden und sie kopfüber aufzuhängen. Dieses Verfahren ist jedoch schwieriger und führt zu einem viel schlechteren Ergebnis.

Wie lagert man trockene Pflanzen richtig?

Lagern Sie die Pflanzen stets lichtgeschützt an einem trockenen Ort, in Kraftpapiertüten, Kartons oder Metallboxen. Da die Pflanzen leben, ziehen sie – vor allem die Blüten – Insekten an, die ihre Eier ablegen. Um deren Entwicklung zu verhindern, müssen sie für 48 Stunden eingefroren werden.

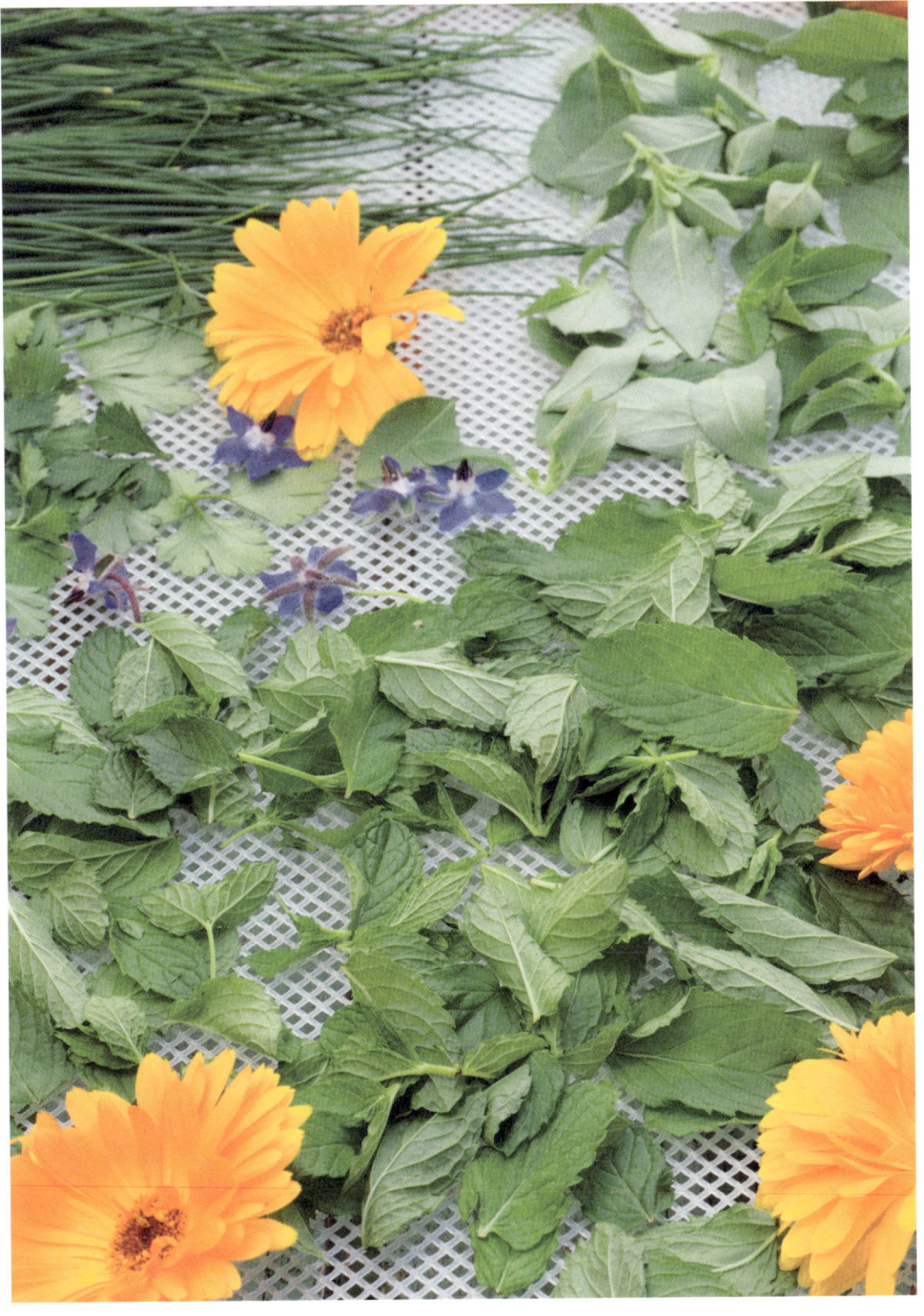

ZUBEREITUNGEN

WAS IST HEILKRÄUTERTEE?

Kräutertee ist die gebräuchlichste Darreichungsform von Heilpflanzen. Er wird schon seit Jahrtausenden konsumiert und hat den Vorteil, dass er nicht nur die Wirkstoffe der Pflanze enthält, sondern den Körper auch mit Wasser versorgt.

Dieses Heilgetränk kann man wie folgt zubereiten:

- Mazerat (Auszug)
- Aufguss (Kräutertee)
- Abkochung (Absud)

MAZERAT (AUSZUG)

Bei einem Mazerat oder Auszug wird die Pflanze – ihre Blüten, Blätter, Stängel, frischen oder getrockneten Wurzeln – über mehrere Stunden in **kaltem Wasser** eingeweicht.

AUFGUSS (KRÄUTERTEE)

Einen Aufguss erhält man, indem man die oben genannten Pflanzenteile mit **kochendem Wasser** übergießt und dann mehrere Minuten ziehen lässt. Diese Praxis ist so gängig, dass die meisten von Aufguss als »Kräutertee« oder »Tee« sprechen.

ABKOCHUNG (ABSUD)

Bei einer Abkochung kocht man die Pflanze über mehrere Minuten in Wasser aus.

Für die meisten Pflanzen ist es empfehlenswert, eine etwa dreiminütige Abkochung vorzunehmen, gefolgt von einer Ziehzeit bzw. einem Aufguss von gleicher Dauer. Eine längere Dauer ist nicht nötig, da sonst Gerbstoffe freigesetzt werden, die den Kräutertee zu bitter machen.

Unabhängig von der Darreichungsform wird Kräutertee in der Regel vor dem Trinken abgeseiht.

WAS IST EIN ÄTHERISCHES ÖL?
WAS IST EIN HYDROLAT?

Ätherische Öle werden seit Jahrtausenden auf der ganzen Welt wegen ihrer stark therapeutischen Wirkung verwendet. Die antiseptische Wirkung von ätherischen Ölen wurde zu Beginn des 20. Jahrhunderts durch zahlreiche Experimente von Forschern wiederentdeckt.

Ein ätherisches Öl ist ein **Konzentrat aus den aromatischen Verbindungen** einer frischen Pflanze, das entweder durch Destillation oder – bei Zitrusfrüchten – durch eine mechanische Pressung der Schale gewonnen wird.

Bei einer Destillation werden die aromatischen Verbindungen der Pflanze durch Wasserdampf extrahiert. Über dem kochenden Wasser befinden sich die Pflanzenteile in einem für Dampf durchlässigen Behälter. Beim Abkühlen im Rohr der Destille wird der Dampf wieder flüssig und in einen Auffangbehälter geleitet. So erhält man zwei Konzentrate: das hoch konzentrierte ätherische Öl, das sich an der Oberfläche des Destillats absetzt, und das schwach konzentrierte Hydrolat (bei Blüten spricht man von Blütenwasser), das destillierte Wasser.

Blütenwässer werden schon seit Langem als eine Art natürliche Heilmittel angewandt, aber auch in der Kosmetik- und sogar in der Getränkeindustrie finden sie eine breite Anwendung.

WAS IST EIN PULVER?

Dank neuer Verfahren können »modernere« Formen von Pulver hergestellt werden, insbesondere solche, die durch **konventionelles Zerkleinern** oder **Kryogenvermahlung** gewonnen werden. Diese Pulver können dann als Kapseln oder Tabletten eingenommen werden.

Sie stehen für die Gesamtheit, das »Totum«, der Pflanze. Sie sind anders zusammengesetzt als Kräutertees (die im Prinzip nur die wasserlöslichen Stoffe der Pflanze enthalten) und weichen daher von der bewährten traditionellen Verwendungsweise ab.

WAS IST EIN AUSZUG (EXTRAKT)?

Einen Auszug (ein Extrakt) erhält man durch **Einweichen der zuvor zerkleinerten Pflanze in einer Flüssigkeit** (Wasser, Alkohol, Ether, Propylenglykol), dem sogenannten Lösungsmittel, das je nach Löslichkeit der gewünschten Wirkstoffe ausgewählt wird. Durch das Extrahieren kann man Wirkstoffe isolieren und je nach Bedarf mit anderen kombinieren.

Die für diese Präparate verwendeten Pflanzen müssen Bio-Qualität haben. Je nach Art des verwendeten Lösungsmittels kann ein Teil der Schadstoffe (z. B. Pestizide) durch das Extrahieren tatsächlich eliminiert oder im Gegenteil noch erhöht werden.

WAS IST EINE URTINKTUR AUS HEILPFLANZEN?

Eine Urtinktur ist eine alte Methode zur Konservierung frischer Pflanzen. Sie wird gewonnen, indem man eine Pflanze in einer **Mischung aus Wasser und Alkohol** über eine von amtlichen Arzneibüchern festgelegte Zeit **einlegt**. Hochkonzentrierte Urtinkturen dienen unter anderem zur Herstellung von homöopathischen Arzneimitteln. In der Phytotherapie werden sie in Tropfen angewandt.

WAS IST EIN GLYCERINMAZERAT AUS HEILPFLANZEN?

Das in der Gemmotherapie verwendete Glycerinmazerat ist ein Präparat **aus Knospen, jungen Sprossen, überaus feinen Wurzeln und anderem frischen Pflanzengewebe**. Sie werden zerkleinert und in einer Mischung aus Wasser, Alkohol und Glyzerin eingelegt.

WAS IST EIN ELIXIER?

Ein Elixier hat mehrere Namen: Auszug, Essenz, Heiltrank. Man gewinnt es, indem man in Alkohol eingelegte, **frische oder getrocknete Pflanzen destillier**t. Am besten nimmt man es in Form von Tropfen ein, die in Wasser verdünnt werden.

Einfache Elixiere bestehen aus einem einzigen Grundstoff, zusammengesetzte Elixiere hingegen aus mehreren Substanzen.

GLOSSAR

abführend: fördert den Stuhlgang, leert den Darm.

Achäne: trockene, sich nicht öffnende Frucht, die einen einzelnen Samen enthält.

adstringierend: strafft das Gewebe, was bspw. die Wundheilung begünstigt.

Ähre: Blütenstandstyp mit übereinander angeordneten, ungestielten Blüten mit gestreckter Hauptachse

antimykotisch: wirkt gegen die Entwicklung von Pilzen.

antioxidativ: verhindert die Oxidation durch Luftsauerstoff, neutralisiert freie Radikale.

antirheumatisch: lindert Beschwerden, die die Gelenke betreffen.

Antiseptikum: keimtötendes Mittel.

antiseptisch: hilft dem Körper bei der Bekämpfung von inneren oder äußeren Beschwerden, indem die Entwicklung von Keimen verhindert wird.

Ausläufer: Seitenspross, der über den Boden wächst und an axillären Knospen neue Individuen hervorbringt, welche Wurzeln schlagen und Stiele ausbilden.

axillär: wenn ein Pflanzenorgan in der Blattachsel, am Ansatzpunkt des Blattstiels am Stängel liegt.

Bindehautentzündung: Entzündung der durchsichtigen Schleimhaut, die die Innenseite der Augenlider überzieht, einen Teil des Augapfels bedeckt und in die Hornhaut übergeht.

Blattrosette: Blätter, die an der Basis eines Stängels kreisförmig und dicht beieinander angeordnet sind.

Blattstiel: länglicher, dünnerer Teil eines Blatts.

blutdrucksteigernd: erhöht den Blutdruck und die Spannung; wirkt belebend und stärkend.

Blütenboden: verbreiterter, endständiger Teil des Blütenstiels, der alle Teile der Blüte oder einen ganzen Blütenstand trägt (wie bei den Korbblütlern).

Blütenstand: Gruppierung von Blüten.

Blütenstiel: Verzweigung des Stängels mit einer oder mehreren Blüten.

blutstillend: begünstigt die Blutgerinnung.

Cholekinetikum: fördert die Entleerung der Galle und wirkt so auf die Leber, den Verdauungstrakt und die Darmtätigkeit. Choleretikum: regt die Produktion von Galle an.

Colitis: Entzündung des Dickdarms.

Dolde: Blütenstand, bei dem alle Blütenstiele von der gleichen Stelle ausgehen.

Doldentraube: Blütenstand, dessen Blüten an verschiedenen Stellen des Stängels beginnen und auf gleicher Höhe stehen.

einjährig: Pflanze, die ihren Vegetationszyklus in einem Jahr durchläuft.

entschlackend: reinigt den Organismus, indem es seine Giftstoffe ausscheidet; befreit das Blut, die Nieren und den Darm von ihren Verunreinigungen.

Entwurmungsmittel: entfernt Würmer aus den Darmorganen.

Erysipel: durch Bakterien ausgelöste Hautinfektion.

flaumig behaart: mit feinen, weichen Härchen bedeckt.

Fruchtblatt: zusammengewachsene Blütenteile, die zusammen den Stempel der Blüten bilden.

Gastritis: Entzündung der Magenschleimhaut.

gefäßerweiternd: bewirkt eine Erweiterung der Blutgefäße.

harntreibend: aktiviert und stimuliert die Urinausscheidung.

Hülse: trockene Frucht, die sich in zwei Klappen öffnet, in denen die Samen liegen.

Kapsel: trockene Frucht, die sich durch einen Deckel, einen Schlitz oder kleine Löcher öffnet, um ihre Samen freizusetzen.

Kätzchen: Blütenstand, dessen sehr kleine, sitzende Blüten eine Ähre bilden.

Kelch: äußere Hülle der Blüte.

Korb/Köpfchen: als Einzelblüte erscheinender Blütenstand aus kleinen, dicht gepackten, ungestielten Blüten auf einem gemeinsamen Blütenboden.

Krone: der innere Teil einer Blüte, die zwei unterschiedliche Hüllen hat.

lanzettlich: lanzen-/lanzettförmig.

Lappen: eingeschnittener und abgerundeter Teil eines Blattes.

laubabwerfend: Pflanze, die im Herbst oder früher ihre Blätter verliert.

Narbe: das obere Ende des Stempels.

Neuralgie: Nervenschmerzen.

Neurasthenie: leichte Erregbarkeit des Nervensystems.

Ödem: Ansammlung von Flüssigkeit im Gewebe.

Pappus: Haarkrone, die die Samen bestimmter Pflanzen umhüllt. Der Pappus ist der obere Teil des Kelchs.

Rhizom: unterirdische, horizontale oder schräge Sprossachse mit nach unten gerichteten Wurzeln und oberirdischen Stängeln.

Rispe: locker verzweigter Blütenstand.

sedativ: beruhigend, die übertriebene Tätigkeit eines Organs oder Apparats dämpfend.

sitzend: ungestielte Blätter oder Blüten (d. h. ohne Blatt- oder Blütenstiel).

Staubblatt: pollenproduzierendes männliches Organ der Blüte mit länglichem Staubfaden (Filament) und dem darauf sitzenden Staubbeutel (Anthere) – im Letzteren befindet sich der Pollen.

Tonikum: kräftigendes Mittel.

Totum: alle natürlichen Substanzen, die in der Pflanze enthalten sind.

Tragblatt: ein spezielles, kleines Blatt, das sich in der Achsel der Blütenstiele befindet.

Traube: Blütenstand, in dem die Blüten durch einen Blütenstiel an einer Hauptachse befestigt sind.

wechselständig: Blätter, die einzeln auf verschiedenen Höhen an den Zweigen angeordnet sind.

weichmachend: entspannt das Gewebe, beruhigt Entzündungen.

wundheilend: hat eine stärkende Wirkung auf die Haut und fördert die Wundheilung.

Wurzelbrut: Pflanzentriebe, die aus Knospen an oberirdisch verlaufenden Wurzeln entstehen.

Zungenblüte: kleine Membran oder falsches Blütenblatt, das eigentlich eine ganze Blüte ist.

zweilappig: Blumenkronen oder -kelche, die in zwei Hälften geteilt sind.

REGISTER DER BESCHWERDEN

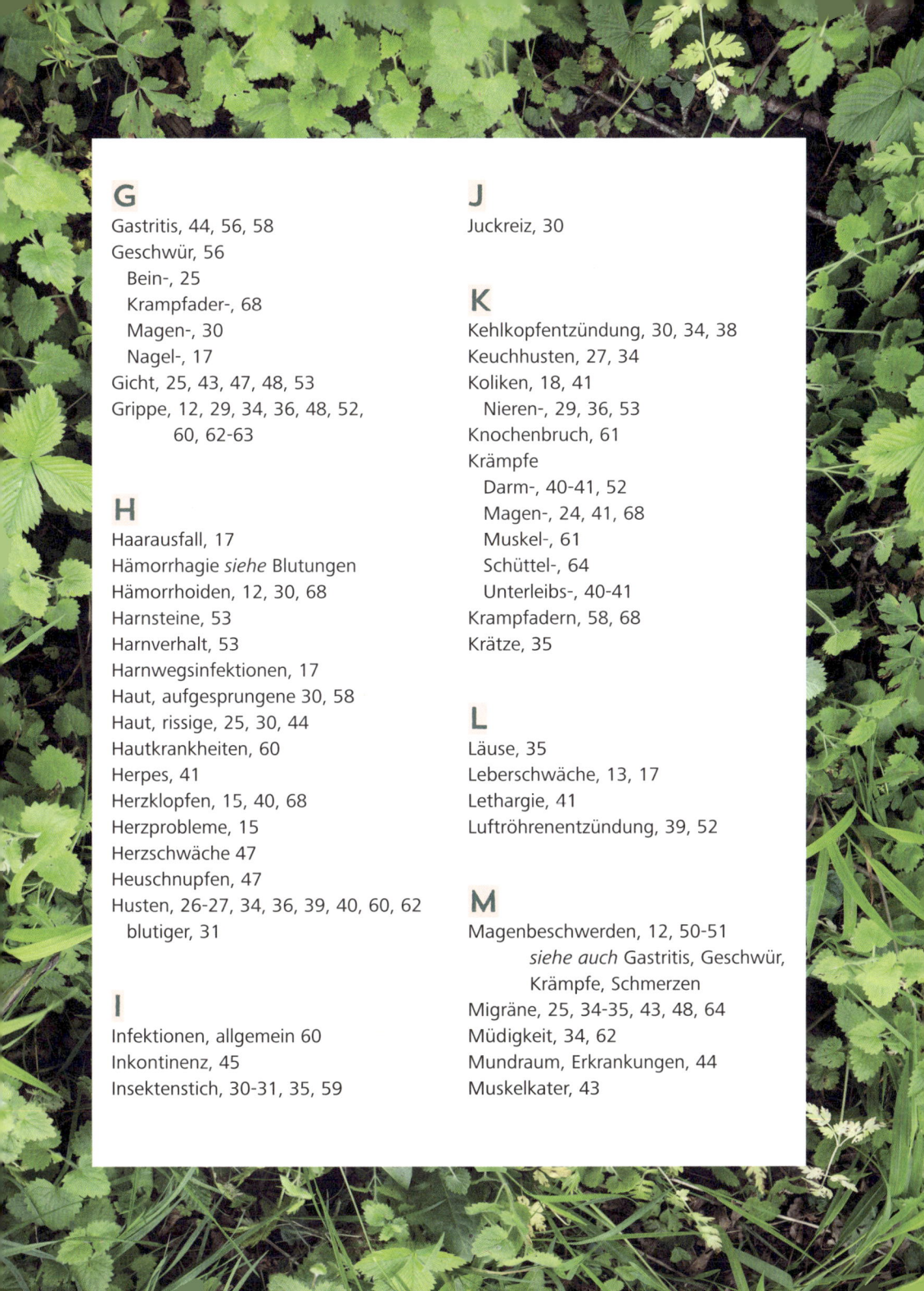

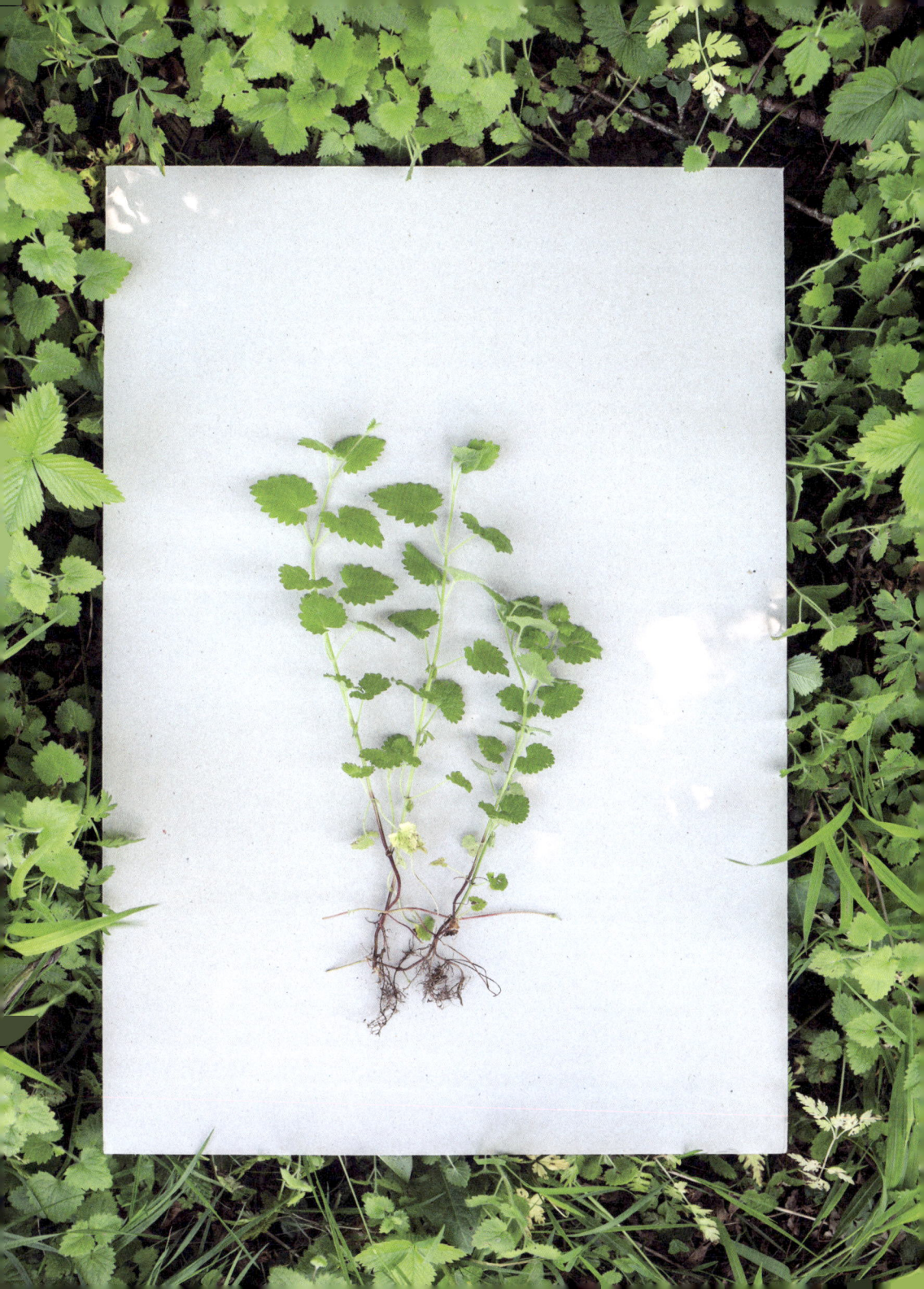

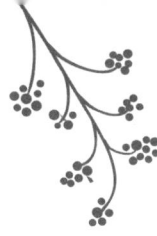
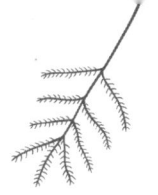
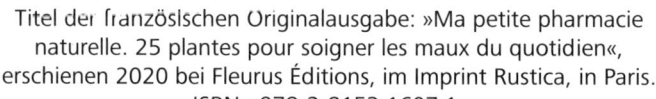

Titel der französischen Originalausgabe: »Ma petite pharmacie
naturelle. 25 plantes pour soigner les maux du quotidien«,
erschienen 2020 bei Fleurus Éditions, im Imprint Rustica, in Paris.
ISBN : 978-2-8153-1607-1.
Text: Marie D'Hennezel
© First published in French by Rustica, Paris, France – 2020

Das vorliegende Buch wurde sorgfältig erarbeitet. Dennoch erfolgen
alle Angaben ohne Gewähr. Weder die Autorin noch der Verlag
können für eventuelle Nachteile oder Schäden, die aus den im
Buch gegebenen praktischen Hinweisen resultieren, eine Haftung
übernehmen.

Alle Fotos sind von Claire Curt, außer S. 23: Marc Dantan;
S. 30, 32: Shutterstock; S. 71: V. Quéant/RUSTICA. Die Fotos
auf S. 4, 14, 16, 26, 28, 36, 37, 38, 46, 50 und 60 stammen aus
Cuisiner la nature von Caroline Calendula, Rustica éditions.

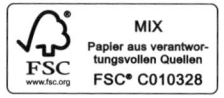

MIX
Papier aus verantwor-
tungsvollen Quellen
FSC® C010328

FSC
www.fsc.org

Penguin Random House Verlagsgruppe FSC® N001967

Die Deutsche Nationalbibliothek verzeichnet diese Publikation in der
Deutschen Nationalbibliografie; detaillierte bibliografische Daten sind
im Internet unter http://dnb.d-nb.de abrufbar.

Umschlagmotive: Claire Curt
Umschlaggestaltung: Druckfrei. Dagmar Herrmann, Bad Honnef
Satz und Layout nach dem Layout der Originalausgabe:
InterMedia – Lemke e. K., Heiligenhaus
Druck und Bindung: Alföldi, Debrecen
Printed in Hungary
ISBN 978-3-7306-1006-0
www.anacondaverlag.de